MÉDECINE

PRATIQUE

DE

MAXIMILIEN STOLL.

PREMIÈRE PARTIE.

MÉDECINE

PRATIQUE

DE

MAXIMILIEN STOLL,

Médecin ordinaire de l'Hôpital de la Sainte-Trinité, et professeur de Médecine clinique à l'Hôpital pratique de Vienne.

Traduction nouvelle, à laquelle on a joint une Dissertation du même Auteur sur la Matière médicale, l'Éloge de Stoll par Vicq-d'Azyr, deux Tables, l'une analytique, l'autre des matières; (avec des Notes par MM. Pinel, Mahon, Baudelocque, etc.)

Par P. A. O. MAHON,

Professeur de l'École de Médecine, Médecin de l'Hospice civil des Vénériens, de Paris, etc.

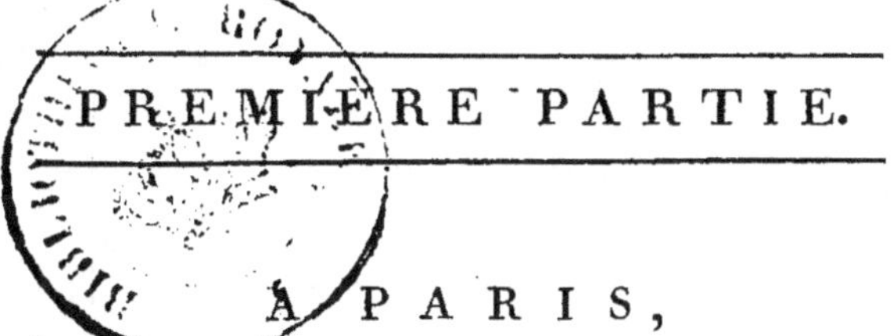

PREMIÈRE PARTIE.

À PARIS,

Chez
{ J. A. Brosson, Libraire, rue Pierre-Sarrazin, n° 7.
Gabon et Cie, Libraires, rue de l'École de Médecine, n° 33.

AN IX.

Nous prévenons les CONTREFACTEURS et les DÉBITANS de contrefaçons, que nous userons de tous nos droits.

ÉLOGE

DE

MAXIMILIEN STOLL,

PAR VICQ-D'AZYR.

Maximilien Stoll, docteur en médecine et professeur ordinaire de médecine pratique à Vienne en Autriche, correspondant de la Société royale, naquit en 1742, le 12 octobre, à Erzingen, village de la seigneurie de Kettgau en Souabe, de Pierre Stoll, maître en chirurgie.

L'École de médecine de Vienne tient un des premiers rangs parmi celles de l'Europe savante, et c'est à la protection éclairée de l'impératrice Marie Thérèse, qu'elle doit tout son lustre. Le premier service que cette auguste princesse lui a rendu, a été de lui donner pour président le disciple chéri de Boerhaave, Van-Swiéten, qu'elle avoit appelé à sa cour, où il est mort comblé de ses bienfaits. Bientôt Storck, Dehaën, Mertens, Quarin et Stoll se firent connoître par leurs ouvrages; et tandis que la chirurgie languissoit à Vienne, la médecine y faisoit des progrès rapides, qui occuperont une place distinguée dans l'histoire littéraire du siècle où nous vivons.

M. Stoll commença par exercer à Erzingen, sous les yeux de son père, les fonctions d'élève en chirurgie.

On remarque dans ceux qui se livrent à l'étude des arts, deux sortes de dispositions, qui, réunies, portent le talent à son comble. L'une consiste dans une flexibilité d'organes qui rend toute imitation facile ; l'autre dépend d'une force de tête qui perfectionne et qui invente. La première de ces qualités manquoit à M. Stoll ; mais son ardeur pour le travail étoit extrême, et il trouva dans le collége des Jésuites de Rotweil, où il passa une partie de sa jeunesse, de fréquentes occasions de faire pressentir ce qu'il deviendroit un jour.

Avec de grands talens, sans fortune, comment auroit-il échappé aux adroites insinuations de ses maîtres ? Il entra dans leur Société en 1761. Il acheva ses études à Ingolstadt, et bientôt après il fut nommé professeur des humanités dans l'université de Hall en Tirol.

Les Jésuites avoient établi dans leurs colléges que les professeurs enseigneroient successivement dans toutes les classes : ce qui joignoit à l'avantage d'éloigner la médiocrité, celui de former de savans littérateurs. C'étoit une manière de recommencer ses études et de s'affermir dans la connoissance des bons modèles. M. Stoll se fit remarquer dans cette carrière en employant une methode nouvelle pour enseigner les langues grecque et latine; mais cette innovation, quoique bien reçue du public, et peut-être parce qu'elle en avoit été trop bien accueillie, déplut aux supérieurs de M. Stoll, qui le punirent de ses succès, en le reléguant à Eichstad, ville dont le collége avoit beaucoup moins de célébrité que celui de Hall d'où il eut ordre de sortir.

M. Stoll avoit formé le projet d'écrire un traité de l'éducation publique : j'oserai hasarder ici quelques réflexions analogues aux vues de ce savant, dont un de ses disciples, qui m'en a fait part, a gardé le souvenir.

On dit que les enfans passent trop de temps dans les colléges; mais ce temps ne seroit pas trop long, si l'enseignement des sciences exactes y étoit joint à celui des lettres. Peut-être faudroit-il, comme un de nos philosophes l'a conseillé, se contenter, pendant le cours des premières années, d'exercer la mémoire, en laissant mûrir la raison; car ce sont des idées et non des préceptes qu'il importe aux enfans de recueillir. Peut-être faudroit-il commencer par ne fixer leur attention que sur les temps les plus simples des verbes, et se borner long-temps à les faire traduire, sans leur proposer aucune composition dans une langue dont les tours ne leur sont point assez connus; peut-être que les procédés de certains arts et quelques expériences de physique, dénués d'abord de tout raisonnement, seroient pour eux un spectacle attrayant et un amusement utile. A leurs questions nombreuses, on ne feroit que de courtes réponses; leur curiosité seroit ainsi plutôt excitée que satisfaite; et le temps étant enfin arrivé, toutes leurs idées, toutes leurs observations seroient liées par une théorie simple et facile. Les principes de la grammaire générale, appuyés par des exemples, leur dévoileroient le mécanisme du discours; on leur donneroit alors, pour composer, la traduction des ouvrages les plus purement écrits, et la lecture des originaux leur montreroit en quoi la convenance et le goût auroient été respectés ou blessés par eux; on les engageroit, dans de certains jours ou à de certaines heures, à ne parler que la langue qui seroit l'objet de leur étude; les élémens des sciences physiques feroient disparoître le merveilleux des phénomènes dont ils auroient d'abord été frappés; le calcul et la géométrie, appliqués à propos, leur offriroient la solution des plus piquans problèmes; les chaînes des montagnes, les rivages des mers, les sillons que décrivent les fleuves, leur traceroient les limites naturelles des Empires; la destinée des grands peuples leur marqueroit des époques dans la durée des siècles; dans les substances des trois règnes, avec les couleurs les plus riches, ils trouveroient les formes les plus variées et les plus belles. Parmi tant d'objets agréables, les délassemens des arts seroient pour eux de nouveaux encouragemens au travail. Le crayon, le pinceau, la plume, les

armes, maniés successivement, les mouvemens de
la danse excités et mesurés par les sons de la mu-
sique, la course, la luttè elles-mêmes, tant d'exer-
cices et de jeux mêlés à l'étude, ne laisseroient dans
une éducation bien soignée aucuns instans qui ne
fussent voués à l'instruction et au plaisir. C'est
l'ennui sur-tout qu'il faut bannir des lieux habités
par la jeunesse; il flétrit, il dessèche les premiers
germes de l'esprit; près de ces êtres, dont l'ame
active tend à s'épanouir sans cesse, on ne doit rien
admettre qui la resserre ou qui la glace; car c'est
au sein du mouvement que l'homme croît et se dé-
veloppe, comme c'est dans l'inaction qu'il perd le
bien le plus réel, la force, sans laquelle il n'est pour
lui ni bonheur ni liberté.

M. Stoll quitta, en 1767, l'ordre dans lequel il
étoit entré. Il y fut déterminé par un entretien qu'il
eut avec un jésuite de ses amis qui, étant à l'article
de la mort, lui révéla, sur la constitution de cette
société, diverses circonstances secrètes, par lesquelles il se crut obligé de n'y pas rester attaché plus
long-temps.

Après avoir suivi pendant une année, à Stras-
bourg, les leçons de la faculté de médecine, la réputation du célèbre de Haën l'attira à Vienne où il fut
reçu docteur en 1772. Le gouvernement l'envoya
aussitôt en Hongrie où des maladies épidémiques
faisoient de grands ravages. C'est dans les pays mal
sains, tels que certaines provinces de la Hongrie, où

le règne des épidémies est très-marqué ; c'est là que l'influence de la température se montre par des effets très-sensibles, et que toutes les fièvres portent évidemment l'empreinte de la maladie dominante de la saison.

Environné de ces tristes objets de son étude, il lut les œuvres de Sydenham, et il reconnut dans la nature les grands traits des tableaux tracés par ce médecin illustre ; il lut ensuite les autres traités écrits sur le même sujet ; mais il revint toujours à celui de Sydenham qu'il regardoit comme le premier des observateurs modernes, et qu'il se proposa toujours pour modèle dans ses travaux.

Ce sont sur-tout les fièvres intermittentes et rémittentes de mauvais caractère qui affligent les diverses contrées de la Hongrie. M. Stoll apprit à leurs habitans à faire usage du quinquina pour se guérir et quelquefois aussi pour se préserver ; mais il ne pouvoit vivre au milieu d'eux sans courir les mêmes dangers, et il acquit une partie de son savoir aux dépens de sa santé.

Ce seroit une assez bonne manière de choisir un médecin que de préférer celui qui auroit éprouvé la maladie dont on seroit atteint. On ne pourroit douter au moins qu'il n'eût médité long-temps sur les moyens de la traiter. M. Stoll avoit si profondément étudié les épidémies, dont le climat de Hongrie est le foyer, qu'il en prévoyoit le retour par l'état du ciel, et qu'il en reconnoissoit l'existence par des symptômes précurseurs que l'on n'avoit point observés avant lui, et qu'il auroit sans doute ignorés, comme les autres, s'il ne les eût pas remarqués sur lui-même. Epuisé par les attaques réitérées de ces maux cruels, il fut obligé de quitter un pays où il s'étoit rendu si utile, mais qui lui étoit devenu si contraire.

Il vint à Vienne où, après quelques mois de repos, M. Storck qui connoissoit son mérite le chargea de suppléer M. de Haën, alors malade, dans les fonctions de sa chaire de médecine clinique, dont M. Stoll est devenu le titulaire, et où il s'est acquis tant de gloire.

Ne négligeons point de fixer l'attention publique sur un genre d'établissement des plus importans, et qui manque à la France. Dans une école clinique, le professeur enseigne la médecine près des malades ; il apprend aux élèves qui l'entourent à reconnoître l'espèce d'affection qui se présente, et à prévoir les crises qui doivent la terminer ; il calcule avec eux les forces de la vie, et comme ils ont dans leurs mains le fil qui le conduit, ils jugent en même-temps et la nature et son ministre ; tout, jusqu'aux fautes de leur maître, peut servir à les éclairer. Sur un registre qui demeure attaché au lit du malade, sont consignées la série des accidens et celle des remèdes par lesquels on les a combattus ; le journal de la convalescence, ou, si la mort a terminé la scène, la description des ravages intérieurs que le mal a produits achève le tableau. Ces divers états réunis composent l'histoire de l'hospice, où le souvenir de tout ce qui intéresse l'avancement de la médecine est conservé. C'est par les élèves que les registres sont tenus, que les dissections sont faites, que les phénomènes de l'atmosphère sont recueillis ; c'est par eux que les observations physiques et médicales sont rassemblées ; et ces diverses fonctions décernées aux plus habiles, sont le prix de leur exactitude et de leur zèle. Chaque jour, après sa visite, le professeur les entretient des cas rares qui se sont offerts, et il leur expose les détails dans lesquels la présence des malades ne lui a pas permis d'entrer. Car il n'oublie point qu'il exerce un ministère de bienfaisance, et qu'il ne doit porter que des paroles de paix : c'est là que les opinions sont discutées, que les jugemens sont approfondis, et que les élèves sont rappelés sans cesse aux véritables sources de l'érudition et du savoir. Ainsi, non-seulement on les instruit, mais on les accoutume encore à la précision dans les recherches ; on les force à se rendre compte de ce qu'ils ont remarqué, et en traitant avec eux la médecine, comme une branche de la physique, on leur donne une impulsion utile d'où l'on verra naître, non quelques découvertes isolées, telles que le hasard les livre à l'empirisme, mais un enchaînement de connoissances nouvelles, comme une étude assidue les trouve toujours dans les sentiers de l'expérience et de la raison. Voilà quels fruits produiroit l'établissement d'une chaire de médecine pratique en France.

Les maladies que M. Stoll a le plus souvent observées dans le climat de Vienne sont celles que produit l'altération de la bile, les fièvres lentes nerveuses, les péripneumonies, les catarrhes, la dyssenterie et les rhumatismes.

Les anciens appeloient du nom de *bilieuses*, les maladies dans lesquelles le sang que l'on avoit tiré se couvroit d'une croûte jaune et dure. Suivant l'acception des modernes, dans les maladies bilieuses, l'estomac et les intestins sont remplis de sucs amers, dont l'âcreté ou l'abondance excite la nausée. Comme cette matière n'a ni la même mobilité ni la même consistance dans toutes les saisons, dans tous les âges, dans tous les tempéramens, comme les qualités des alimens influent sur sa nature et sur les changemens dont elle est susceptible, on voit combien ce sujet est vaste et combien il faut d'expérience et de savoir pour le traiter. Les nombreux ravages que cette matière exerce, soit par son séjour dans le lieu de son foyer, soit au loin par la réaction des nerfs que sa présence a blessés, soit par son absorption dans les vaisseaux lymphatiques, les resserremens, les inflammations des divers organes, les éruptions cutanées des différens genres, l'espèce de pléthore que produit l'excès de la bile dans un corps qui en est comme pénétré, la com-

plication des accidens aigus et chroniques, pri-
mitifs ou secondaires, qui en sont la suite, et les
indications qui en naissent, forment un enchaînement de maux et de remèdes, dont nul auteur
avant M. Stoll n'avoit offert l'ensemble, et dans l'ex-
position desquels aucun n'avoit mis autant d'exactitude et de clarté.

Il est une autre humeur, celle de l'insensible
transpiration, qui est plus abondante, plus ténue,
plus facile encore à mouvoir que la bile, qui, tantôt
fluide, tantôt sous la forme de vapeur, et souvent
repoussée d'un organe vers un autre, produit par
son altération et par ses déplacemens des accidens
fâcheux. Les affections catarrhales, les rhumatismes,
divers gonflemens douloureux, des inflammations,
des spasmes, des éruptions en sont aussi les effets,
qu'il importe de ne pas confondre avec les symptômes analogues des maladies bilieuses. Le traitement qui leur convient n'étant pas le même, le
moyen de les reconnoître, que M. Stoll a établi par
un grand nombre de faits, ne sauroit être indifférent.

Lorsqu'on lit ces recueils d'observations qui ont
toutes été faites sur des hommes indigens et malheureux, et qu'on voit avec quelle exactitude leurs maux
ont été suivis, avec quelle précaution leurs moindres
accidens ont été remarqués, on ne peut refuser son
hommage à cet amour de la gloire, qui seul peut suppléer toutes les vertus, et par qui sont ici prodigués
des soins que l'on n'obtiendroit qu'à peine de la pitié la

plus généreuse et du zèle le plus ardent de l'humanité.

M. Stoll parle des remèdes avec une précision qui ne laisse rien à désirer ni sur leurs effets, ni sur leurs doses. On reconnoît par-tout l'homme que l'expérience a formé. Dans le traitement des pleurésies rhumatismales, il recommandoit l'application des vésicatoires dès le principe. Dans le traitement des pleurésies et des péripneumonies bilieuses, il faisoit précéder les évacuans. Il a été un des premiers qui aient déterminé les cas où, dans le pansement des vésicatoires, il convient de ne point enlever l'épiderme. Il a guéri les sciatiques les plus opiniâtres, à la manière de M. Cotunni, c'est-à-dire en plaçant un vésicatoire vers la tête du péroné. Il a décrit une espèce de rhumatisme bilieux qui cède aux émétiques. Il a fait prendre avec succès le *lichen islandicus* et le polygala aux personnes dont les poumons étoient engorgés d'une mucosité gluante ; il a prouvé que dans les cas analogues l'exercice du cheval est utile, et qu'il nuit à ceux qui sont attaqués d'un ulcère avec phlogose au poumon. Il regardoit l'*arnica* comme le quinquina des pauvres, et il l'employoit dans le traitement de toutes les diarrhées qui dépendoient de l'affoiblissement des intestins, et pour remédier à la stupeur des organes des sens. Le remède nervin qu'il préféroit étoit un mélange de poudre de petite valériane, de fer et de quinquina. Ses observations sur l'efficacité des extraits d'aconit, de bella-dona et de stramonium, donnés aux malades attaqués d'anciens rhumatismes, ou de l'épilepsie, ont fixé l'attention de tous les médecins; enfin dans le traitement des dyssenteries les plus rebelles, il a fait appliquer avec succès des vésicatoires ou des sinapismes sur la région du bas-ventre, et ces différens secours, donnés à propos, et presque toujours sous une forme nouvelle, sont autant de richesses pour notre art qui, cultivé de cette manière et se liant de toutes parts avec les sciences exactes, deviendra, comme elles, scrupuleux dans ses essais et dans ses preuves, et clair dans ses résultats.

Avant M. Stoll, M. de Haën avoit constaté, dans le même hôpital, les propriétés médicales de l'eau de chaux, de l'*anonis* et de l'*uva ursi*, dans le traitement des calculeux, et celles des feuilles d'oranger dont l'usage est maintenant si répandu pour calmer les spasmes. L'un et l'autre ont prescrit les médicamens dans les formules les plus simples, précaution sans laquelle ils n'auroient pu retirer aucun fruit de leurs travaux; l'un et l'autre ont tenu le plus juste milieu entre l'empirisme de l'observation dont Pringle faisoit le plus de cas, et la théorie de la médecine rationnelle à laquelle Hoffmann et Boerhaave ont tout rapporté. Mais il est difficile d'expliquer comment deux médecins habiles, conduits par des principes à peu près semblables, habitant le même climat, et pratiquant dans le même hospice, ont eu des opinions différentes sur quelques-uns des points les plus essentiels de notre art. M. Stoll faisoit un grand usage de l'émétique au commencement des maladies aiguës, et M. de Haën se vantoit de ne l'employer jamais. Celui-ci prodiguoit le quinquina; M. Stoll le conseilloit avec plus de mesure, et il regardoit même l'abus de ce remède comme capable de provoquer la goutte. La malignité paroissoit à M. de Haën n'être qu'un accident produit, comme les fièvres exanthématiques, par un régime défectueux ou par un traitement erroné; M. Stoll, au contraire, a décrit des fièvres essentiellement malignes; il en a déterminé le caractère, et il a prouvé que le foyer des exanthèmes résidoit souvent dans les humeurs dont les premières voies étoient remplies. MM. de Haën et Stoll ont tous les deux été remarquables par cette originalité qui est propre aux inventeurs; ils se sont tous les deux éloignés des sentiers battus; mais M. de Haën s'est peut-être trop pressé d'en sortir. Il règne dans ses entreprises une hardiesse, dans ses jugemens une rigueur, et dans ses opinions une singularité qui n'ont fait que s'accroître avec l'âge, et qui ont conduit ce savant médecin à terminer sa carrière par un écrit sur les miracles dont il s'est déclaré le fauteur. Plus réservé, M. Stoll ne croyoit qu'aux merveilles de la nature. N'oublions pas, disoit-il, lorsqu'il étoit contraint de s'arrêter dans ses leçons sur les fautes que M. Dehaën avoit commises, que cet illustre professeur a publié sur le tétanos, sur les hémorroïdes, sur la colique des peintres, et sur les jours critiques, de savantes dissertations, dont notre siècle s'honore. M. Stoll l'avoit vu périr victime de sa confiance aveugle dans ses propres lumières. Atteint d'une fausse inflammation de poitrine, il aggrava son mal par des saignées dont les suites furent mortelles. Ainsi M. Stoll avoit appris, par les leçons de son maître, ce qu'il devoit savoir, par son exemple ce qu'il devoit faire, et par ses erreurs ce qu'il devoit éviter.

Les aphorismes d'Hippocrate et ceux de Boerhaave sont deux des plus belles productions de l'esprit humain. Ces grands hommes semblent n'avoir laissé aux médecins qui sont venus après eux, d'autre gloire que celle d'être leurs disciples et leurs commentateurs. On admire sur-tout dans les aphorismes d'Hippocrate ces grandes vues, ces vérités générales que le philosophe grec a exprimées avec toute la précision et la vigueur de la poésie. Boerhaave, plus circonscrit, s'est moins écarté de son sujet. Ce fut pour servir de texte à ses leçons, qu'il rédigea ses aphorismes. Les mêmes intentions ont suggéré à M. Stoll le même projet; et remarquant que la connoissance des diverses sortes de fièvres est maintenant beaucoup plus avancée qu'elle ne l'étoit du temps de Boerhaave, et que ce médecin illustre n'avoit parlé ni des épidémies ni des maladies constitutionnelles des années, il se proposa, dans ses nouveaux aphorismes, de suppléer à cet oubli.

Lorsqu'on étudie la marche des maladies fébriles dont les habitans d'un grand pays sont atteints, on observe que plusieurs d'entre elles varient comme les saisons. M. Stoll les désigne par le nom d'annuelles. En portant plus loin ses regards, il trouve qu'il existe des révolutions de plusieurs années pendant lesquelles certaines fièvres conservent leurs caractères et décroissent ensuite pour faire place à des constitutions nouvelles. Celles-ci sont appelées du nom de *stationnaires.* On s'est assuré qu'elles influent sur les fièvres annuelles qui se prolongent quelquefois assez pour se substituer aux premières, et l'on présume que diverses périodes ramènent ces maladies dans un ordre que des observations exactes sur la température et sur les balancemens de l'atmosphère détermineront peut-être un jour. Constamment appuyé sur la théorie de Sydenham, dont il s'est écarté dans quelques points, M. Stoll a discuté ces grandes questions avec un savoir et une philosophie qui suffiroient pour illustrer sa mémoire. Son dernier résultat est que nul médecin ne peut donner des conseils utiles, s'il ne connoît pas la marche et la nature des fièvres stationnaires et annuelles dominantes, les remèdes qui leur conviennent et leurs rapports avec les maladies qu'il doit traiter ; réflexion qui montre pour quelle raison l'étude de la médecine est si difficile et si longue, et pourquoi, dans le nombre de ceux que le public appelle, il en est si peu qui soient capables d'exercer cet art et de contribuer à ses progrès.

Quelquefois le médecin demeure indécis sur la

nature d'un mal dont les signes sont équivoques, ou dont les accidens sont compliqués. M. Stoll a tracé la méthode générale, indirecte et symptomatique, qu'il convient de suivre en pareil cas; il indique jusqu'où l'on peut aller et où il faut que l'on s'arrête. Il montre combien est coupable celui que des suppositions dirigent dans le choix des médicamens qu'il prescrit; à quel ridicule, à quel danger même il s'expose, lorsqu'il s'arme d'un secours puissant, contre un mal léger; combien, toutes les fois qu'il doute, son devoir et son intérêt lui commandent de rester dans l'inaction, et d'observer en silence; enfin, par quelles voies, par quelles tentatives sagement concertées il peut parvenir à connoître la direction et les besoins de ce principe conservateur qui peut beaucoup sans le secours de l'art, mais sans lequel l'art ne peut rien.

M. Stoll étoit simple dans sa théorie; il n'admettoit point ces virus nombreux que l'on a multipliés pour expliquer l'origine des maladies dont les causes sont inconnues. Il ne voyoit dans le rachitis qu'un affoiblissement général dont tous les moyens fortifians sont le remède. Il regardoit la fièvre puerpérale comme une fièvre gastrique, le plus souvent putride, que les saisons modifient, et dans le traitement de laquelle les évacuans et sur-tout les vomitifs sont indiqués, comme dans la cure de toutes les maladies dont les accidens sont semblables; la fièvre pestilentielle ne lui paroissoit être qu'une

nuance intermédiaire entre la fièvre maligne et la
peste proprement dite qui peut, suivant lui, naître
et se développer dans un sujet où toutes les causes
de la malignité sont portées à leur comble. Il a décrit une fièvre lente-nerveuse qui a régné épidémiquement en 1777, et dont la marche étoit différente
dans les hommes et dans les femmes. Enfin il a établi que parmi les maladies très-aiguës, telles que
l'apoplexie, plusieurs sont des accidens d'une fièvre
intermittente ou rémittente cachée, dont les premiers coups sont quelquefois mortels. Je m'arrête à
regret, la plupart des articles que j'oublie n'ayant
pas moins de valeur que ceux dont j'ai fait men-
tion ici.

On doit encore à M. Stoll d'avoir été l'éditeur
des œuvres posthumes de Van-Swieten. Cet illustre
médecin étoit dans l'usage d'écrire chaque soir les
résultats de ses observations de la journée, et c'est
ce recueil de vingt-trois années que M. Stoll a rendu
public. Ceux qui méditent sur les périodes et sur les
crises des maladies y trouveront une ample moisson
de faits dont ils pourront se servir dans leur étude.
C'est sur-tout en lisant cet ouvrage, qu'ils appren-
dront quels étoient les principes de Van-Swieten
dans l'exercice de la médecine, et qu'ils sauront se
rendre compte de quelques circonstances particulières aux opinions qu'il avoit adoptées. Lorsqu'on
voit combien il a peu fait vomir au commencement
des fièvres putrides, on comprend, par exemple,

pourquoi les aphthes ont été l'un des principaux symptômes de ces maladies. On remarque encore que,
dans le traitement des fièvres putrides malignes, il
n'a point employé le quinquina qu'il remplaçoit par
la serpentaire de Virginie et par le vin du Rhin, et
que, dans le traitement des pleurésies, il n'a point
conseillé l'application des vésicatoires sur le lieu de
la douleur. C'étoit presque toujours la médecine ex-
pectante qu'il préféroit. En général, ceux qui ob-
servent avec attention et qui pratiquent avec réserve,
sont les seuls qui se permettent de publier leurs journaux. Les autres n'oseroient écrire tout ce qu'ils
osent tenter ; ils rougiroient, en lisant l'histoire de
tant de remèdes accumulés en vain, et qui, s'ils n'ont
pas avancé le dernier terme, ont au moins rendu
plus amères les souffrances des malheureux qui
avoient à mourir.

Les yeux de M. Stoll étoient fermés à peine,
que ses ouvrages avoient des commentateurs. Jaloux
de conserver toute sa gloire, ses disciples ont recueilli ses leçons dont ils ont fait servir les extraits à
l'explication de ses aphorismes. M. Eyrel a publié les
dissertations où la base de sa doctrine est consignée ;
on doit sur-tout lui savoir gré de nous avoir conservé
les discours que M. Stoll prononçoit chaque année
à l'ouverture de son école de médecine pratique. Ce
n'est plus, disoit-il aux élèves assemblés, ce n'est
plus dans les écrits des hommes, c'est au sein même
de la nature qu'il vous faut prendre des leçons. Ap-

prochez de ces lits de douleur où des malheureux gémissent, et interrogez-les. Ici les symptômes ne se montrent pas comme dans les livres ; leur marche est souvent tumultueuse, rompue, cachée par mille accidens divers. O vous! ajouta-t-il, à l'instruction desquels je me dévoue tout entier, jugez par mon inquiétude, de celle que vous éprouverez un jour. Éloignez de votre ame le tourment du remord, et, je vous en conjure par ce qui vous touche et vous émeut davantage, ou livrez-vous sans réserve à une étude de laquelle dépend la vie de vos semblables, ou, s'il ne peut en être ainsi, fuyez, sortez de cet asile, et quittez un état où vous ne seriez jamais que le fléau de l'humanité.

M. Stoll a joui de bonne heure d'une confiance universelle. On se rendoit de toutes parts à Vienne, pour y étudier la médecine sous ses yeux, et de toutes parts aussi les étrangers venoient lui demander des conseils sur leur santé. Pendant qu'il languissoit abattu par sa dernière maladie, il reçut la visite de l'Empereur qui vint le consoler au milieu de ses souffrances ; non que M. Stoll fût attaché à la cour, ni que sa Majesté impériale en eût reçu des services personnels, mais sans doute parce qu'elle se regardoit comme chargée de payer à un citoyen qui avoit honoré sa patrie, la dette sacrée de l'estime et de la reconnoissance publiques.

Ce savant confrère est mort le 22 mars 1788. De combien de regrets ne doit pas être suivie la perte

d'un homme qui avant sa quarante-cinquième année
s'étoit montré le rival de Pringle et d'Huxham dans
ses constitutions , l'émule de Boerhaave dans ses
aphorismes, et qui , s'il eût vécu plus long-temps,
auroit fourni sans doute une des plus brillantes
carrières dont l'histoire de notre art conserve le
souvenir.

PRÉFACE

DE L'AUTEUR.

CET ouvrage étant destiné à faire connoître comment on traite les malades dans l'hôpital de clinique de Vienne, il m'a paru convenable de présenter à mes lecteurs une description abrégée de cet établissement.

Personne n'ignore que l'Impératrice Marie-Thérèse créa, il y a déjà plusieurs années, un hôpital, pour que les élèves en médecine, après avoir suffisamment étudié la théorie, pussent se former à la pratique, en suivant pour guide un professeur de clinique.

Les nombreux et excellens ouvrages d'Antoine de Haën prouvent avec quelle distinction et quel avantage pour l'art il remplissoit ses pénibles fonctions. Lorsqu'il mourut, je fus chargé de le remplacer par l'illustre baron de Storck, dont la bienveillance à mon égard est gravée au fond de mon cœur en caractères ineffaçables.

Cet homme illustre, né pour le bien de la science, celui de sa patrie et de ceux qui la gouvernent, a fait depuis un grand nombre d'améliorations propres à faciliter l'étude clinique. Il a transféré l'hôpital dans un lieu plus convenable, en le réunissant à celui de

b iij

la Sainte-Trinité, dans le local duquel il est renfermé. Là, un grand concours de malades met à portée chaque jour de choisir et d'offrir aux yeux toutes les maladies. Les élèves ont en outre cet avantage, que lorsqu'ils ont appris jusqu'à un certain point, auprès du petit nombre de malades que contient l'hôpital de clinique, à connoître et à traiter les maladies, on leur présente un champ plus vaste pour se perfectionner dans la pratique, en les conduisant dans les grandes salles qui contiennent des malades de toute espèce qui y affluent tous les jours. Comme de nouveaux soldats sont préparés par de légères escarmouches à livrer des combats plus sérieux, ces élèves, ayant étudié le caractère des maladies sur quelques malades, s'instruisent davantage en en voyant un grand nombre ; et s'exerçant en quelque sorte à leurs propres frais, ils se forment un certain jugement pratique, ils acquièrent une facilité singulière à bien discerner, qualités indispensables à quiconque veut exercer la médecine avec succès, et que la lecture seule ne donnera jamais.

Les soins prévoyans de NOTRE ILLUSTRE PRÉSIDENT ont encore produit d'autres ressources de la plus grande importance pour acquérir cette facilité dans l'exercice d'un art si difficile.

En effet, comme beaucoup d'individus sont affectés d'infirmités qui ne les retiennent pas au lit, on les reçoit tous les jours, à des heures réglées, dans un lieu particulier de l'hôpital, pour y exposer leurs maladies ; et pour l'ordinaire on leur fournit gratuitement les remèdes dont ils doivent faire usage chez eux.

Or, comme il en vient chaque année plusieurs centaines pour chercher un soulagement à leurs maux, ceux qui veulent assister à ce concours journalier de pauvres malades n'ont-ils pas une excellente occasion de s'instruire complétement sur la pratique de la médecine dans tous les genres de maladies ?

Afin qu'il ne restât rien à désirer, même à l'esprit le plus avide de connoissances, on donne en outre, dans le même établissement, par l'ordre de NOTRE ILLUSTRE PRÉSIDENT, d'autres leçons pratiques, comme complément en quelque sorte de la médecine clinique, indépendamment de ce que ces parties de l'enseignement sont professées chaque jour au collége public, devant un auditoire nombreux.

L'art des accouchemens est démontré chez nous aux élèves en médecine, par Raphaël Steidel, professeur de chirurgie, homme très-expérimenté en cette partie, d'abord à l'aide de mannequins très-ingénieux qu'il a inventés pour cet usage, et définitivement au lit même des femmes en couches. Ainsi ceux qui, ne se contentant pas uniquement de la théorie, désirent se former aussi dans la pratique de cet art trouvent là l'occasion de satisfaire pleinement leurs désirs.

Le même professeur de chirurgie instruit, chaque

jour, avec la plus grande dextérité et un talent très-distingué, de nombreux élèves dans la pratique de la chirurgie, dans l'anatomie, et dans les opérations chirurgicales.

On fournit des cadavres, autant qu'il est nécessaire, à ceux qui désirent cultiver particulièrement l'anatomie, et s'exercer dans l'art de la dissection.

La même vigilance de notre ILLUSTRE CHEF DES ÉTUDES a pourvu également à ce que nous ne fussions pas privés des autres genres de secours qui peuvent contribuer de quelque manière à rendre les connoissances de l'art de guérir plus faciles à acquérir. Ainsi, nous avons un arsenal tant de médecine que de chirurgie déjà très-riche et qui augmente tous les jours: nous avons une bibliothèque bien choisie, et pour laquelle on fait continuellement de nouvelles acquisitions.

Mais nous devons encore à la munificence de notre AUGUSTE SOUVERAINE et au goût qui la porte vers les sciences un avantage unique et digne d'une reconnoissance éternelle, c'est que les étrangers sont admis comme ceux du pays à profiter gratuitement de ces moyens d'acquérir une science aussi étendue.

Je dirai maintenant quelque chose des motifs que j'ai eus d'écrire.

Aussitôt que ces fonctions si importantes me furent confiées, je tournai particulièrement mon attention à découvrir la nature et le caractère des maladies populaires, c'est-à-dire de celles qui se montrent le plus généralement, soit dans tous les temps, et en n'observant aucun ordre relativement aux saisons, soit seulement dans certains temps de l'année de préférence aux autres.

En effet, je voyois par mon expérience et par celle des autres que la connoissance non-seulement de ces maladies qui sont fréquemment funestes, mais encore de celles que la plupart regardent comme très-ordinaires et faciles à guérir, et qui sont plutôt fâcheuses que mortelles, n'est pas aussi complète sous tous les rapports qu'on le croit communément, et que le pense même un assez grand nombre de médecins.

Je crus donc que je ferois quelque chose qui ne seroit pas d'une médiocre importance, si je communiquois dès à présent au public ce que j'ai recueilli dans mes journaux, d'après une observation attentive de ces maladies, et une expérience multipliée et journalière; et si j'exposois naïvement dans une narration fidèle et écrite d'un style simple ce que j'avois trouvé être utile ou nuisible dans leur traitement.

C'est pourquoi j'aurai atteint mon but, et je me croirai heureux, si mon travail, quelque mince qu'il soit, peut contribuer en quelque chose à détruire des opinions pernicieuses, à donner des notions plus claires de certaines maladies fort répandues, et si, ne m'asservissant à aucune vaine hypothèse, je parviens à confirmer, par des observations exactes, les découvertes des autres qui n'ont peut-être pas encore été suffisamment sanctionnées par l'expérience.

TABLE ANALYTIQUE
DES MATIÈRES
CONTENUES DANS CE VOLUME.

Description abrégée de la constitution de l'année 1775.

ANNÉE 1776.

Fin de la Table analytique de la première partie.

TABLE

De ce qui est contenu dans la Dissertation sur la Matière Médicale pratique.

Fin de la Table de la Dissertation.

MÉDECINE

PRATIQUE

DE MAX. STOLL.

Description abrégée de la constitution de l'année 1775.

Ayant à décrire des maladies populaires, je dois d'abord rendre compte de l'état, non-seulement des constitutions pendant lesquelles elles ont eu lieu, mais encore de celles qui, les ayant précédées immédiatement, et ayant exercé complétement leur influence, ont produit une disposition particulière dans les corps. Voilà pourquoi j'ai rassemblé, et je présente ici en raccourci, les observations sur la constitution de l'année précédente et sur les différens rapports des saisons avec la santé, qui se trouvent éparses dans mon journal.

Janvier. L'année 1775 commença par une forte gelée, qui fut suivie de neiges abondantes, et de beaucoup de nuages très-chargés qui paroissoient pendant les nuits, le matin et vers le soir. Mais bientôt la température s'échauffa : les neiges fondirent, et il tomba beaucoup d'eau. Après les quinze premiers jours du mois, un froid rigoureux se fit sentir subitement; il retomba beaucoup de neige, et les vents furent rares et modérés. Vers la fin, le temps se radoucit de nouveau, la neige disparut, le ciel se couvrit de nuages et de brouillards, les vents furent foibles.

Ce fut alors que la toux convulsive des enfans commença à paroître.

Au commencement de *février*, la température devint encore plus douce : il y eut des nuages épais, rarement de la pluie; un vent violent souffla par intervalles. Ensuite un air doux, de la gelée, un peu de neige, très-peu de soleil, des pluies, du vent, des brouillards épais et qui tomboient en pluie, se succédèrent réciproquement et sans ordre pendant tout le reste du mois; de manière cependant que la douceur de la température prédomina. Sur la fin, on eut une chaleur de printemps; les vents furent modérés.

La toux convulsive des enfans se propagea beaucoup; et vers le milieu du mois les adultes eux-mêmes furent tourmentés par des toux cruelles.

Tout le mois de *mars* fut inconstant, tantôt semblable au printemps, tantôt rappelant la rigueur de l'hiver. Le ciel, d'abord serein, devint sur la fin nébuleux et pluvieux. Les toux férines (1) régnèrent alors avec la plus grande force.

____

(1) Ce mot, emprunté des anciens médecins, étoit appliqué par eux aux maladies remarquables par leur

Le mois d'*avril,* qui est ordinairement variable, le fut cette année plus qu'à l'ordinaire. Les passages du chaud au froid, d'un temps serein à un temps orageux, pluvieux, nébuleux, furent fréquens et subits : les vents furent variés et fréquens. Les toux férines et la toux convulsive des enfans continuèrent à régner jusqu'au milieu du mois; elles diminuèrent vers la fin.

Dans le mois de *mai,* les alternatives de froid et de chaud furent encore très-fréquentes : les jours étoient chauds; les nuits froides. La sécheresse fut extrême; le ciel resta serein, l'atmosphère étant balayée par des vents fréquens, forts et variés. Vers la fin, il y eut des pluies très-abondantes, un vent très-froid; et alors, la toux convulsive des enfans et les toux férines disparoissant, on éprouva presque généralement une autre espèce de toux qu'on re-connut pour être *stomachique,* soit d'après les signes d'une bile surabondante dans l'estomac, soit parce qu'elle cédoit facilement aux vomitifs ou aux purgatifs. Quelques médecins, l'ayant regardée comme une toux de poitrine, négligèrent, au dé-triment de leurs malades, les indications que pré-sentoit l'état de l'estomac.

---

caractère indomptable et en quelque sorte féroce, *ferinus,* θηριώδης. Ceux qui avoient ces maladies étoient aussi appelés θηριώδεις, *ferini.* Les modernes ne s'en servent plus que pour désigner l'espèce de toux cruelle et rebelle dont parle Stoll *(Note du Traducteur).*

A 2

Au commencement de *juin*, les alternatives de chaud et de froid furent fréquentes, les nuits étant le plus souvent plus froides qu'à l'ordinaire. Après les premiers jours, on eut des chaleurs fortes, constantes; un temps serein, sec; rarement de la pluie. Sur la fin, la constitution se montra nébuleuse et humide. La toux stomachique fut très-commune pendant tout ce mois.

En *juillet*, la chaleur fut continuelle et les pluies furent très-rares : à peine voyoit-on encore sur la fin quelques toux stomachiques.

Dans le mois d'*août*, les chaleurs furent considérables, les pluies très-rares; il tonna fréquemment. Les maladies se montrèrent en petit nombre, et sporadiquement. Les sueurs nocturnes étoient très-abondantes.

Les chaleurs furent grandes presque jusqu'à la moitié de *septembre*. Ensuite le froid se fit sentir, le ciel continuant presque toujours d'être serein. Il y eut plus de fièvres que durant les mois précédens, et elles furent du genre de celles qui se montrent dans cette saison, telles que les intermittentes et les rémittentes : on vit aussi des choléra morbus, des diarrhées, etc. : mais ces maladies ne différoient point de celles des autres années.

Le mois d'*octobre* fut, le plus ordinairement, froid et humide : cependant il produisit un peu moins de maladies que le mois précédent.

En *novembre*, les pluies furent presque continuelles. Il tomba peu de neige, et elle fondoit sur le champ. Le froid fut moindre, sur-tout vers la fin du mois, que ne le comporte la saison.

On observa des rhumatismes universels, des fluxions locales de différente espèce, des aphthes, même parmi les adultes. Les femmes, particulièrement celles qui étoient foibles, avoient dans les premières voies un appareil de crudités, de phlegmes, et d'une sérosité putride.

Pendant le mois de *décembre*, les pluies furent fréquentes et le temps humide, sans être froid, surtout vers le commencement et vers la fin ; mais vers le milieu il fut sec et froid. Il y eut beaucoup de fluxions sur les yeux, le nez, la gorge, les poumons, les membres.

Voilà le tableau abrégé de la constitution de l'année 1775, telle qu'elle fut à peu près : je vais maintenant présenter celui de l'année suivante.

A N N É E 1 7 7 6.

Janvier. L'année commença par beaucoup de neige : de là jusqu'au milieu de janvier, le temps fut humide, mais moins froid qu'on ne devoit s'y attendre dans la saison. Depuis le 15 du mois jusqu'à la fin, on eut un froid très-sec, qui augmenta par degrés, et qui devint si violent dans les derniers jours, que personne ne se souvenoit d'en avoir éprouvé un pareil.

Au commencement du mois, on vit paroître beaucoup de petites véroles d'une mauvaise qualité, et quelques rougeoles d'un bon caractère. Les fièvres, qui jusqu'au milieu du mois avoient été pituiteuses, se changèrent, vers les derniers jours, où un hiver des plus rigoureux se faisoit sentir dans toute l'Europe, en inflammations des poumons, en pleurésies et en péripneumonies.

Février. Le froid se soutint au même degré dans le commencement de février : mais, après le troisième ou le quatrième jour, succéda, avec le vent du midi, une température douce et humide, qui se soutint sans interruption pendant tout le mois.

Les maladies inflammatoires des poumons furent assez fréquentes, mais moins que celles qui régnoient au commencement de l'année.

Mars. En général ce mois fut sec, le froid et la chaleur se remplaçant tour à tour ; de manière cependant qu'en somme le chaud prédomina. Il y eut des fièvres catarrhales sans nombre. On observa aussi une certaine espèce de pleurésie ou de péripneumonie, dont je crois important de parler avec un soin particulier : soit parce qu'à l'époque où je fus chargé de l'hôpital de la Sainte-Trinité, j'eus occasion de la voir moi-même très-souvent parmi le grand nombre des malades qui affluent à cet hôpital, et de la traiter avec succès ; soit (et c'est le motif le plus puissant) parce que je pense qu'elle n'a pas encore été décrite avec assez de soin, ou que, si elle l'a été, son traitement n'est ni assez usité ni assez connu, pour que j'aie l'air de répéter ce qui a été dit par d'autres, en présentant quelque chose qui me soit propre.

La maladie qui va m'occuper assez longuement mérite encore une attention particulière, sous le point de vue qu'elle appartient à la classe des maladies qui reviennent souvent en peu de temps et se propagent parmi le peuple, c'est-à-dire des épidémies. D'ailleurs il n'est que trop ordinaire que les médecins, trompés par l'apparence d'une autre maladie, ne la traitent pas par la méthode qui lui convient.

Les malades attaqués de cette espèce de pleurésie ou de péripneumonie présentèrent différens symptômes. Une disposition catarrhale avoit eu lieu pendant quelques jours et même quelques semaines auparavant ; l'appétit se perdoit ; la bouche étoit sans goût, amère, collante ; les malades suoient la nuit. Alors survinrent de légers frissons, et même un froid plus marqué mais moins intense que dans les véritables inflammations des poumons ; de la chaleur, de l'oppression de poitrine, et une douleur vive, ou dans la région du sternum ou dans un des côtés, succédoient à ce froid. Cette douleur occupoit quelquefois tout le thorax ; mais il étoit rare qu'elle augmentât en respirant ou en toussant. Les malades se posoient également bien sur l'un ou sur l'autre côté. Les hypochondres étoient souvent tendus, douloureux, sur-tout quand on y portoit la main. Une douleur gravative à la région du cardia et au-dessous augmentoit aussi au toucher. Les rapports étoient amers, le ventre resserré, ou bien les selles très-liquides et bilieuses. La face étoit d'un vert pâle, les yeux tristes : on sentoit une douleur de tête gravative. La soif étoit souvent nulle, ou bien elle étoit moindre qu'on n'a coutume de l'éprouver dans une maladie aiguë. Le goût étoit amer chez le plus grand nombre ; et chez quelques-uns, ou d'une douceur nauséabonde, ou acide et austère. Quelquefois la langue étoit blanche et pâteuse ; mais le plus souvent elle étoit couverte d'une humeur d'un jaune verdâtre, et comme hérissée de petites éminences velues teintes avec une matière jaune et verte. Les dents étoient sales. Il y avoit gonflement de l'estomac, et on y éprouvoit un sentiment de plénitude. Il y avoit anxiété dans la région précordiale, des tranchées de temps en temps, de la douleur de reins ; les crachats étoient gluans, épais, tenaces, blancs, décidément verdâtres chez quelques-uns seulement, mais ces derniers parurent dès le commencement de la maladie, et même avant. Les urines étoient safranées, devenoient bientôt jumenteuses (1), et ne déposoient qu'imparfaite-

---

(1) Cette expression, qui ne présente aucune idée fixe à l'esprit de ceux qui n'ont pas eu occasion de comparer, est l'équivalent de celles-ci, *trouble* et *blanchâtre*

ment un sédiment furfuracé, blanc, briqueté ou mélangé : elles se montrèrent telles dès le commencement de la maladie. Quelques malades vomirent spontanément des matières bilieuses, ce qui les soulagea : d'autres n'avoient que des envies de vomir. Un flux abondant d'une salive insipide couloit vers le gosier; et des nausées rendoient insupportable le seul aspect des alimens. Le pouls n'étoit pas dur ordinairement : il varioit pour la fréquence selon les individus.

Ou la fièvre se soutenoit au même degré de force; ou il y avoit des redoublemens, qui de toute manière étoient irréguliers.

De tous ces symptômes, celui dont les malades se plaignoient davantage, c'étoit la chaleur dans la poitrine avec oppression et difficulté de respirer. Quelques-uns même ne se plaignirent que d'une gêne dans la respiration et d'une violente oppression de poitrine (1).

Cette espèce d'urine étoit aussi appelée par les anciens médecins *subjugalis*, par allusion aux chevaux qui sont sous le joug, ὑποζύγιοι, à cause qu'elle ressemble par sa couleur, son épaisseur et sa saleté, à celle des chevaux qui travaillent. Elle ne sort point claire de la vessie, pour se troubler ensuite; elle n'en sort point trouble, pour s'éclaircir quelque temps après : mais elle sort et reste trouble, quoiqu'elle dépose souvent un sédiment *(N. du Tr.).*

(1) On ne peut qu'admirer la précision et l'exactitude avec lesquelles Stoll peint la marche générale de ce qu'il

Tels étoient les symptômes de cette espèce de pleurésie ou péripneumonie (que j'appelle *bilieuse*), lorsqu'elle n'étoit compliquée d'aucune autre maladie. Il ne se trouva cependant que très-peu de malades qui présentassent tous les symptômes

---

appelle pleurésie ou péripneumonie bilieuse ; mais comme les symptômes qu'il décrit indiquent plutôt un catarrhe du poumon et une affection gastrique , il étoit important de distinguer d'abord les cas de complication du catarrhe avec un embarras gastrique , d'avec ceux de la complication du même catarrhe avec une fièvre gastrique ou bilieuse , ce qui est très-différent. L'émétique suffit dans le premier cas pour faire disparoître les symptômes bilieux , au lieu que dans le deuxième cas la fièvre gastrique continue son cours en même temps que le catarrhe. Cela est même souvent si marqué , que j'ai vu les exacerbations de la fièvre se reproduire avec beaucoup plus d'intensité de deux jours l'un , ou sous le type de tierce , et que la maladie ne s'est point terminée alors avant le quinzième jour ; au lieu que le catarrhe se termine souvent du neuvième au dixième jour , quand on fait cesser d'abord l'embarras gastrique qui le compliquoit. On ne peut aussi que reprocher à Stoll d'avoir si peu insisté sur les périodes et la terminaison naturelle des maladies , comme pour donner plus de prix aux principes du traitement qu'il adopte. Dans un siècle aussi éclairé que le nôtre , on doit dire la vérité toute entière , être le simple historien de la marche de la nature ; et la médecine , par cette méthode , ne peut que gagner dans l'opinion publique (*Note du cit. Pinel*).

dont je viens de faire l'énumération. On n'en observa chez la plupart qu'un très-petit nombre d'entre eux, qui servoient à faire reconnoître la maladie. Un signe constant chez tous fut, indépendamment de l'état de la poitrine et de la respiration dont j'ai parlé, celui que fournissoient la langue et le goût qui étoit dépravé de différentes manières. Tous éprouvèrent des nausées et la perte de l'appétit ; mais tous n'avoient pas des rapports de bile, ou de toute autre matière. Tous se plaignoient d'une douleur à l'estomac; la plupart la qualifioient de gravative, et très-peu de simple pincement de cet organe. Quelques-uns même n'en éprouvoient aucune, si ce n'est quand on les palpoit.

Vers la fin de mars, et pendant presque tout le mois d'avril, plusieurs malades éprouvèrent encore d'autres symptômes, tels que des douleurs dans les extrémités, tant supérieures qu'inférieures, et entre les deux épaules. Quelques-uns eurent ces douleurs dans les muscles situés entre les articulations, sans que celles-ci en fussent affectées. Chez d'autres les articulations devinrent roides et douloureuses. Plusieurs en éprouvèrent dans les deux hypochondres, qui n'étoient ni gravatives ni avec tension, mais très-aiguës, augmentant beaucoup dans l'inspiration, et ne pouvant supporter le toucher. Chez ces derniers, le rhumatisme se joignoit à la pleurésie ou péripneumonie bilieuse.

Dans le même temps, c'est-à-dire vers la fin de

mars, quelques-uns, et en assez grand nombre, éprouvèrent, outre les symptômes exposés ci-dessus, une douleur décidément pongitive et très-aiguë, et une soif proportionnée à la maladie; leur pouls étoit dur et plein, leurs crachats nuls ou mêlés de filets de sang. Ceux-là, outre la maladie bilieuse, avoient une véritable inflammation des poumons.

Fort peu de mes malades arrivèrent à l'hôpital au commencement de la maladie : pour la plupart, c'étoit au bout de quelques jours, pendant lesquels ils n'avoient fait le plus souvent aucun remède, ou n'en avoient fait que par hasard. Plusieurs s'étoient fait saigner une fois ou deux, ce qui ne les avoit soulagés que momentanément : car bientôt tous les accidens s'exaspérèrent, et particulièrement ceux qui affectoient la poitrine; le pouls devint plus fréquent, petit, abattu; l'anxiété fut considérable, la chaleur plus forte. Ceux qui avoient fait usage de purgatifs n'en retirèrent le plus souvent aucun avantage, ou que très-peu : la plupart même s'en trouvèrent plus mal, et leur fièvre augmenta.

Telle étoit cette maladie, que je parvenois à guérir promptement et surement de la manière suivante. Lorsque je m'étois assuré par un examen attentif qu'elle n'étoit compliquée d'aucune inflammation, ce qui eut lieu le plus ordinairement, je commençois le traitement par un vomitif, qui faisoit rendre abondamment une matière jaune et quel-

quefois très-verte, et procuroit aussi quelques selles
à la plupart des malades. Cette matière bilieuse, expulsée par le vomissement, étoit en général très-
amère, mais quelquefois elle parut acide et austère.
Chez presque tous les malades, bientôt après l'effet
du vomitif, l'oppression de poitrine diminuoit considérablement : elle disparoissoit même entièrement
chez quelques-uns, la respiration devenoit plus
libre, et les accidens propres à l'estomac étoient
enlevés ou sensiblement diminués. Je faisois vomir
le plus grand nombre des malades ; et certainement
il n'en est aucun qui n'en ait éprouvé un soulagement marqué. Plusieurs qui se plaignoient, dans
les deux hypochondres, de douleurs aiguës qui s'aggravoient au toucher, en étoient délivrés par le vomitif : ce qui prouve que toute espèce de douleur
aiguë qui augmente au toucher ne doit pas être
regardée comme inflammatoire.

Après le vomissement, et même avant, je faisois
boire d'une tisane d'orge avec l'oximel simple, pour
délayer les matières qui surchargeoient les premières
voies. Je tenois aussi le ventre libre pendant fort
long-temps, en donnant une décoction d'orge avec
du vinaigre, du miel et un sel neutre quelconque,
mélange dont l'effet étoit de fondre et de déblayer le
reste de matière bilieuse qui avoit adhéré trop fortement aux intestins pour être expulsé par le vomitif.
Si l'on négligeoit cette précaution, les premiers
symptômes reparoissoient deux jours après ; ou bien

la maladie étoit remplacéé par une fièvre intermittente, le plus ordinairement tierce, que l'on guérissoit par l'usage des sels neutres d'abord, et ensuite du quinquina. Il y eut cependant des malades,
mais en bien petit nombre, qui, quoiqu'ayant vomi
efficacement, et ayant évacué par haut et par bas
beaucoup de matière bilieuse, ne se trouvoient pas
soulagés autant que nous devions nous y attendre.
C'étoit un signe qu'une portion de la matière bilieuse n'avoit pas encore été rendue suffisamment
mobile, et qu'elle adhéroit trop fortement encore
aux parois de l'estomac. On redonnoit à ces malades, pendant un ou deux jours, une boisson dans
laquelle entroient de l'oximel et un sel neutre, et ensuite on les faisoit vomir une seconde fois, ce qui
suffisoit presque toujours : car j'ai eu besoin à peine
une fois ou deux d'un troisième vomitif, après
quelques jours d'intervalle.

Ceux qui étoient guéris par cette méthode, ayant
recouvré de l'appétit, et n'ayant plus de fièvre,
ressentoient cependant encore une certaine difficulté
de respirer, mais qui cédoit à l'usage d'une mixture
d'eau de fenouil, d'oximel scillitique et d'antimoine
diaphorétique non lavé (1), qui faisoit expectorer

______

(1) Si on projette, dans un creuset rougi au feu,
trois parties de nitrate de potasse, et une partie de sulfure
d'antimoine natif, il reste dans ce creuset, après la détonation, une matière composée de l'oxide d'antimoine
uni en partie à l'alkali fixe du nitre, et d'une portion du

beaucoup de crachats aqueux. Je n'ai donné le kermès (1) que très-rarement, mais plus souvent une solution d'un peu de tartre émétique dans un véhicule aqueux. J'aurai ailleurs une occasion plus convenable de parler de ce moyen.

L'observation m'ayant fait connoître que les convalescens de cette maladie retomboient très-facilement, sur-tout s'ils prenoient plus de nourriture que leur estomac affoibli n'en pouvoit supporter, je leur faisois suivre avec rigueur les préceptes de la diététique, et par l'usage des stomachiques je rétablissois les forces digestives que la maladie et le traitement lui-même avoient détruites. Je me servois le plus souvent, pour cet effet, de l'élixir stomachique doux (2), et d'une eau de rhubarbe par

---

nitre qui a échappé à la détonation. Cette matière contient aussi un peu de sulfate de potasse formé par l'acide du souffre et l'àlkali fixe du nitre. C'est ce composé qu'on a appelé *antimoine diaphorétique non lavé*, et aussi, *fondant de Rotrou*. Les chimistes modernes l'ont désigné sous la dénomination *d'oxide d'antimoine alkalin (N. du Tr.)*

(1) Ce médicament a été ainsi appelé à cause de sa ressemblance de couleur avec la coque animale de ce nom, qu'on emploie dans la teinture. Comme cette dénomination ne présente aucune idée de sa nature ou de sa composition, on doit se faire une loi d'adopter celle que lui ont assignée les chimistes modernes, *d'oxide d'antimoine sulfuré rouge (N. du Tr.)*.

(2) Cet élixir (*elixirium stomachicum temperatum*).

parties égales; à moins qu'une fièvre intermittente, que j'ai dit plus haut terminer assez souvent la maladie, n'exigeât en même-temps l'emploi du quinquina.

J'avois toujours grand soin qu'aucun de mes malades, sans exception, ne sortît de l'hôpital avant que ses forces fussent entièrement rétablies. Je les gardois même un peu plus long-temps que leur santé ne sembloit l'exiger, persuadé que de les laisser languir dans une longue convalescence, après les avoir sauvés d'une maladie grave, c'etoit ne leur rendre service qu'imparfaitement, ou même ne leur en point rendre du tout.

Tel étoit le traitement que j'employois, toutes les fois que la maladie étoit simple et sans aucune complication. D'autres méthodes m'ont paru avoir été nuisibles : examinons-les avec soin, puisqu'on

---

est ainsi formulé dans la pharmacopée de Vienne (*pharmacopœa austriaco-provincialis*).

℞. *Extracti absynthii,*

    centaurii minoris,

    cardui benedicti,

    gentianæ,

Salis tartari. . . . . *ana unciam unam.*

Flavedinis corticum aurantiorum amarorum.

. . . . *uncias quatuor.*

Incisis adfundantur,

Vini generosi. . . . . *libras quatuor.*

Stent per noctem in infusione calidá : factá dein forti expressione, servetur elixirium rite filtratum.

s'instruit, non-seulement par ce qui sert aux malades, mais encore, et même beaucoup plus, par ce qui leur nuit.

La saignée faisoit plus de mal qu'aucun autre remède, à moins qu'il n'y eût en même-temps inflammation, circonstance dont j'aurai occasion de parler dans la suite. En effet, après la saignée, l'oppression de poitrine devenoit plus forte, la difficulté de respirer plus grande, le pouls petit et fréquent, la chaleur excessive. J'en eus un exemple dans une jeune fille de quatorze ans. Elle avoit eu, quelques semaines auparavant, une vraie pleurésie, et étoit sortie de l'hôpital bien guérie. Mais après avoir mangé avec excès de la viande, elle eut du frisson, de la chaleur, et elle vomit à plusieurs reprises des matières bilieuses. On me la ramena dès le second jour. Elle se plaignoit d'une toux, d'une oppression de poitrine, et d'une très-grande difficulté de respirer. Outre ces symptômes de péripneumonie, elle avoit la bouche amère, des renvois, des nausées, de la cardialgie, et beaucoup de fièvre. Je lui prescrivis un vomitif, qui fut précédé d'une petite saignée, dans l'espérance qu'il agiroit avec moins d'inconvéniens. Mais cette saignée fut bientôt suivie d'un délire furieux et d'une fièvre violente. L'émétique lui ayant fait rendre une grande quantité de matières bilieuses, le délire cessa tout à coup; les accidens de la poitrine et la fièvre diminuèrent beaucoup, et disparurent ensuite entièrement, après qu'elle eut fait un usage continué de *sels neutres*, qui entraînèrent par les selles tout ce qui restoit encore de matière morbifique. Voilà donc un *délire bilieux* produit par un foyer d'humeurs existantes dans le ventre, et qu'il falloit vuider par haut et par bas.

J'eus beaucoup de malades qui, d'eux-mêmes, ou, comme c'est l'ordinaire, par les conseils de leurs amis, avoient déjà commencé à se traiter par des purgatifs. Ce moyen fut presque généralement nuisible : il augmenta les redoublemens, les accidens propres à la poitrine, et ceux causés par la fièvre. S'il fut quelquefois utile, ce fut à ceux qui avoient un amas de crudités dans les intestins plutôt que dans l'estomac : cette matière, suffisamment mobile, étoit alors plus aisément expulsée par un purgatif qu'elle ne l'auroit été par un émétique.

Je ne connois personne qui ait cherché à combattre cette maladie par les sudorifiques. Au reste il est facile de s'apercevoir combien ils auroient été nuisibles; et d'ailleurs la manie si funeste d'employer ces remèdes dans les fièvres aiguës s'est beaucoup ralentie à Vienne, même parmi le peuple.

Il arriva souvent que l'amas de la saburre dans les premières voies et son absorption produisoient le mouvement fébrile, duquel résultoit la diathèse inflammatoire du sang. On avoit alors de plus une véritable inflammation ou des poumons, ou des muscles, ou des membranes et des tendons, principalement dans les articulations : ce qui formoit une maladie compliquée; c'est-à-dire qu'une pleurésie, ou une péripneumonie, ou un rhumatisme, ou la goutte, se joignoit à l'affection bilieuse. En conséquence, il falloit faire le plus souvent une, et quelquefois deux saignées, pour ne donner le vomitif qu'après avoir affoibli l'inflammation. Quelques-uns, et vraisemblablement le plus grand nombre, ne furent soulagés que foiblement et momentanément par la saignée, quoique leur sang formât la couenne des pleurétiques, et que l'inflammation fût bien réelle; peut-être parce que cette inflammation, n'étant qu'une maladie secondaire, ne pouvoit être dissipée qu'autant qu'on expulsoit d'abord par la voie la plus courte la saburre amassée dans les premières voies, qui occasionnoit l'accélération du mouvement des humeurs et leur état de phlogose. Mais le système gastrique se trouvant débarrassé, soit que l'inflammation continuât, soit même qu'elle augmentât, la saignée produisoit alors un effet remarquable et un soulagement constant. Quelquefois on faisoit vomir et on saignoit alternativement, selon que l'affection bilieuse ou l'inflammatoire prédominoit.

Je n'ai point observé que les malades fussent jugés après des périodes déterminées, et à certains jours fixes, ni qu'ils fussent sujets à des crises particulières. J'ai remarqué seulement que les crachats parurent dès le commencement de la maladie; que d'abord ils étoient visqueux, tenaces, ensuite

aqueux, et très-abondans jusqu'à la fin, où ils diminuèrent peu à peu en soulageant les malades.
Je n'ai jamais vu ces crachats *puriformes* et *cuits,*
qui ordinairement terminent un catarrhe qui a mûri,
ou une inflammation des poumons. Quelques malades guérissoient en huit jours; d'autres en dix-sept,
et même en vingt.

J'ai vu aussi ces maladies se succéder et changer
de différentes manières. Par exemple, quelques
malades déjà guéris d'une pleurésie bilieuse simple,
ou au moment de l'être, se trouvoient attaqués
d'une véritable pleurésie inflammatoire, contre
laquelle les saignées et la tisane d'orge avec l'oximel
suffirent presque toujours. On appliquoit avec succès
des cataplasmes émolliens sur le lieu de la douleur,
mais jamais de vésicatoire; et si quelquefois je m'en
servois dans des maladies purement inflammatoires,
la fièvre devenoit toujours plus forte, et l'inflammation plus considérable : en sorte que j'eus toujours pour règle, que lorsqu'il falloit délayer, relâcher les solides trop serrés, tempérer le mouvement désordonné des fluides, ce moyen étoit
contr'indiqué. Ainsi la saignée, ce premier des ra-
fraîchissans, et les cantharides, dont l'action est
fortement inflammatoire, étoient rarement em-
ployées ensemble. Mais dans le rhumatisme, même
inflammatoire et fébrile, j'ai souvent été étonné de
l'effet prompt et heureux des vésicatoires : c'est un
sujet dont je m'occuperai incessamment. Les vé-

sicatoires étoient d'un secours admirable, toutes les
fois qu'une *vraie foiblesse* et l'inertie des solides
donnoient lieu à une stagnation d'humeurs : alors,
indépendamment des cordiaux, des fortifians, des
stimulans, des anti-septiques, j'avois recours aux
cantharides. Dans l'inflammation vraie des poumons, je m'abstenois pareillement de l'usage prématuré des expectorans, tels que l'antimoine diaphorétique non lavé, et les autres préparations antimoniales. Je distinguois soigneusement deux états
du poumon : le premier, lorsque l'inflammation,
étant dans sa vigueur, excluoit tout remède actif; le
second; lorsque, l'inflammation étant tombée, les
forces des malades, qui se trouvoient abattues soit
par la longueur de la maladie soit par l'application
des remèdes affoiblissans, devenoient incapables
d'expulser la matière des crachats accumulée dans les
poumons. C'est dans ce dernier cas que les remèdes
actifs et excitans furent utiles, et particulièrement
l'antimoine diaphorétique non lavé, et le tartre stibié
en lavage à une dose qui ne pouvoit provoquer ni
le vomissement ni les selles. Les pleurétiques étoient
jugés pour la plupart par des crachats muqueux,
aqueux et mélangés cuits. J'ai vu quelques inflammations du poumon, très-graves, se dissiper sans
retour après le neuvième ou le onzième jour, quoiqu'il ne se fît aucune évacuation sensible.

Quelquefois la pleurésie étoit accompagnée dans
son principe d'une diarrhée, qui, quoiqu'elle fût

symptomatique, ne troubla point la marche de la maladie principale. Toute espèce de diarrhée symptomatique n'est donc pas dangereuse dans la pleurésie. Je penserois que par un effort salutaire de la nature, un appareil de saburre dans les premières voies, remué par l'effet de ce paroxisme violent qui constitue l'invasion de la pleurésie, se précipite alors par les selles. Il y eut aussi des malades qui, dans cet assaut violent de la pleurésie commençante, vomirent avec avantage des matières bilieuses.

J'observai une fois ou deux, dans une inflammation très-grave des poumons, le pouls mou, foible et accéléré. Cependant la saignée fut très-avantageuse, le sang présenta une couenne inflammatoire, et le pouls se releva et devint plus plein.

Une pleurésie disparut chez une jeune fille à l'apparition d'une parotide, laquelle à son tour céda en grande partie à un topique composé d'herbes émollientes et de camphre, et à la précaution de tenir constamment le ventre très-libre. L'emplâtre de ciguë dissipa entièrement le reste de la tumeur.

Ceux qui d'abord furent attaqués de cette inflammation simple des poumons que Sydenham appeloit essentielle, eurent rarement des rechutes de la même maladie : mais quelquefois il leur survint une pleurésie bâtarde, bilieuse, qu'un vomitif donné aussitôt étouffoit dès sa naissance.

J'observai un autre changement de ces maladies, celui par lequel une pleurésie bilieuse devenoit *ma-*

ligne. Il faut entendre par cette expression l'état des malades dans lequel les forces vitales sont très-abattues; ce que l'on reconnoît à la foiblesse des battemens des artères et du cœur. Si le malade avoit été mal à propos saigné, ou chez lui ou même à l'hôpital; s'il s'étoit introduit de la matière morbifique des premières voies dans les voies de la circulation; si, malgré les signes de l'affection du système gastrique, le vomitif n'avoit été d'aucune utilité; si le pouls devenoit précipité, foible et disparoissoit facilement sous la pression des doigts; si la tête se perdoit; si l'action secrétoire languissoit, je jugeois alors qu'il y avoit malignité, et qu'une dissolution mortelle des solides et des fluides alloit se faire.

Je trouvai des secours contre ce mal urgent dans la décoction de quinquina unie au camphre, dans l'infusion de la racine de serpentaire de Virginie, de celles de Contrajerva, d'Angélique. J'eus recours aussi aux vésicatoires, afin de ranimer la force vitale engourdie, en leur faisant faire à l'extérieur ce que font les cordiaux que l'on donne à l'intérieur. Je suis certain d'avoir observé des effets surprenans de cette méthode. Au reste ce passage de la pleurésie *bilieuse* en *maligne* n'eut lieu que pour un très-petit nombre de malades, qui par d'anciennes infirmités, ou par un vice héréditaire, étoient dans un affoiblissement qui les rendoit susceptibles de l'une et de l'autre de ces maladies.

Je dois faire encore remarquer que j'attachois peu d'importance à l'inspection du sang que l'on gardoit dans des vaisseaux destinés à cet usage, soit qu'il parût avoir de la densité, ou n'en pas avoir, soit qu'il fût couvert, ou non, de la croûte inflammatoire. C'est en effet un signe fort sujet à induire en erreur : je conviendrai cependant qu'il peut contribuer, selon l'apparence qu'il présente, à motiver un jugement que l'on doit appuyer sur d'autres beaucoup plus certains.

Des rhumatismes avec fièvre, qui étoient ou inflammatoires, ou bilieux, ou mixtes, furent très-multipliés dans cette même saison. Il y en avoit de très-aigus, sans aucun signe de saburre dans les premières voies. Alors la soif étoit considérable, la fièvre forte, et le pouls dur comme l'est ordinairement celui des pleurétiques : le gonflement des mains et des genoux étoit très-douloureux : une douleur vague parcouroit les extrémités, les malléoles, les genoux, l'extérieur de la cuisse depuis les lombes, ou depuis la cavité cotyloïde jusqu'au bas de la jambe ; elle affectoit aussi quelquefois les muscles du thorax, de manière à ressembler à celle de la pleurésie, ou la gorge, comme l'auroit fait une esquinancie. Les saignées, les émulsions nitrées, furent utiles, ainsi que la décoction de guimauve avec le rob de sureau, les vésicatoires, et généralement tout ce qui peut solliciter doucement les selles ou les sueurs. Mais quelquefois la mala-

die étoit opiniâtre, et elle ne cédoit qu'avec beaucoup de peine aux remèdes les mieux indiqués :
alors elle traînoit en longueur. Le sang des saignées étoit couvert d'une croûte pleurétique, très-
épaisse et très-tenace.

Je réussis plus facilement avec ceux de mes malades qui eurent des douleurs rhumatismales oc-
casionnées par une matière âcre et bilieuse, résorbée en grande partie de l'estomac, et portée à la
superficie du corps, où elle se fixa sur les orifices
des vaisseaux exhalans qu'elle irritoit. L'émétique,
auquel on joignoit un sel neutre afin de tenir le
ventre libre, leur fut très - utile; ce qui étoit trop
fortement adhérent, de sorte que ces moyens ne
pouvoient le dégager et le porter vers les selles,
fut aisément emporté par des frictions aromatiques
ou par un vésicatoire. Les sudorifiques doux étoient
aussi employés avec avantage, après qu'on avoit
nettoyé les premières voies.

Les malades attaqués de ce rhumatisme furent,
en général, moins mal que les autres; leur fièvre
étoit plus modérée, et ils n'avoient pas toujours
besoin d'un vomitif. Une décoction de tamarins,
et d'autres médicamens de cette classe, dont l'action étoit soutenue avec un sel neutre, remplirent
très - souvent l'attente du médecin. J'avois fréquemment observé cette espèce de rhumatisme dans
d'autres années, et dans des saisons différentes,
particulièrement lorsque je pratiquois la médecine

en Hongrie. En effet, vers la fin de l'été, ou au commencement de l'automne, lorsque les maladies gastriques bilieuses règnent, les rhumatismes bilieux sont très-fréquens, sur-tout parmi ceux qui ont eu une maladie bilieuse, dans laquelle on n'a point évacué par le vomissement et par les selles la saburre bilieuse, ou si on ne l'a fait qu'incomplétement. Après une dyssenterie bilieuse arrêtée trop tôt au moyen des astringens et des narcotiques, après des fièvres d'automne étouffées par l'usage prématuré du quinquina, et sur-tout lorsqu'en provoquant mal à propos les sueurs on avoit déterminé la matière morbifique à se porter vers la superficie du corps, j'ai observé des douleurs rhumatismales opiniâtres, et qui étoient ordinairement sans fièvre. Les dissolvans, les doux laxatifs, les frictions, tout ce qui peut mettre en mouvement une matière morbifique fixée sur un organe, des bains d'eaux minérales, les sucs des plantes antiscorbutiques, la gomme ammoniaque formoient tout le traitement.

Mais, sans m'arrêter davantage, je vais continuer l'histoire des affections bilieuses de poitrine de cette année. Plusieurs malades n'eurent simplement qu'un catarrhe, qui différoit de la *péripneumonie* ou de la *pleurésie bilieuse* seulement par l'intensité du mal, et qui les précédoit ordinairement. Le même traitement réussit dans les deux cas. Cette espèce de catarrhe prend souvent comme une épidémie, et elle se manifesta cette année, et au printemps de l'année précédente, dans presque toute l'Europe. En 1580, elle désola toute cette partie du globe, et on la regardoit comme une maladie nouvelle, soit parce qu'elle ne cédoit pas complétement au traitement ordinaire du catarrhe, soit même parce qu'elle s'aggravoit, et qu'elle devenoit funeste à un assez grand nombre.

Nous en avons une description par Bœkel, qui en fit une *maladie nouvelle*, sous le nom de *catarrhe fébrile*. Les symptômes qu'il lui assigne montrent clairement que c'étoit le catarrhe qui fut si répandu au printemps, et pendant une partie de l'été de l'année dernière, ainsi que durant les mois de mars et d'avril de cette année. Mais les médecins de son temps se trompèrent dans le choix du traitement qui lui convenoit. En effet, celui que Bœkel décrit fit périr beaucoup de monde, tandis que le nôtre fut rarement funeste. Cela venoit, je pense, de ce que le catarrhe fébrile de 1580 tenoit du vice de la saison pendant laquelle il régna, savoir, de la fin de l'été et de l'automne, où la température est ordinairement moins favorable aux maladies, et leur imprime jusqu'à un certain point un caractère de putridité et de malignité. En outre, cette *maladie nouvelle* de Bœkel se compliquoit avec plusieurs autres qui sont ordinaires dans cette partie de l'année. La saignée fut alors rarement utile; et de même dans notre hôpital, elle augmentoit le plus souvent la maladie, et la rendoit maligne. Dans le même temps, les autres maladies furent plus graves, et funestes à un plus grand nombre d'individus que de coutume.

Puisque je m'occupe ici du genre de catarrhe qu'engendre la saburre du système gastrique, je crois convenable de dire encore quelque chose au sujet de l'espèce de cette maladie qui fit des ravages au printemps et au commencement de l'été de l'année dernière. Au mois de juin 1775, ce catarrhe étoit épidémique dans presque toute l'Europe. Point d'appétit, des lassitudes, la bouche amère ou sans aucun goût, la langue blanche, pâteuse, jaune ; la région du cardia douloureuse quand on la palpoit, l'estomac gonflé, de la tension dans les hypochondres ; le ventre ou serré ou fatigué par des déjections bilieuses fréquentes mais de peu d'effet ; les urines safranées, quelquefois des ardeurs en les rendant ; leur secrétion peu abondante, leur sédiment d'un blanc rougeâtre, furfuracé, muqueux, briqueté ; des nausées presque sans exception, de légers vomissemens, beaucoup de toux, de la chaleur à la région du sternum, de l'oppression de poitrine : tels furent ses symptômes. Le traitement fut différent, selon l'idée que chacun s'étoit faite du caractère de la maladie. Mais on soulagea les malades avec les dissolvans doux, les médicamens salins, les laxatifs. Le kermès ayant été administré, il s'ensuivit un vomissement qu'on n'attendoit point, et qui, ayant chassé la saburre de l'estomac , enleva le catarrhe (1). Mais cette méthode du traitement pa-

---

(1) Stoll donne à entendre dans cet endroit que le kermès minéral a déterminé , comme par accident, des vomissemens qui ont enlevé le catarrhe, ce qui revient toujours à son idée favorite de la polycholie qui peut se porter sur un organe déterminé, et y produire des affections bilieuses. Mais n'est-il pas plus sage d'écarter ces explications hypothétiques , de s'en tenir seulement aux caractères extérieurs, comme on le fait dans toutes les parties de l'histoire naturelle, et de reconnoître dans ce cas une vraie complication d'une affection gastrique avec le catarrhe? Ce dernier , considéré d'une manière isolée , ne se borne-t-il point à la membrane muqueuse du poumon? N'a-t-il pas sa marche, sa durée, sa terminaison propre, sur lesquelles les évacuans des premières voies ne peuvent agir que très-indirectement? Aucune année n'a été plus favorable que celle-ci pour éclaircir la doctrine du catarrhe pulmonaire par des observations les plus multipliées. Il ne s'agissoit que d'une simple comparaison de divers malades, sur-tout dans l'hospice de la Salpêtrière, puisque dans quelques cas le catarrhe étoit simple ; d'autres fois il étoit compliqué avec un embarras gastrique, en sorte que j'étois obligé de revenir à deux ou trois reprises aux boissons émétisées, ce qui faisoit disparoître les symptômes bilieux, et puis le catarrhe continuoit sa marche ordinaire et se terminoit au plus tôt au neuvième ou dixième jour, ou au plus tard au quatorzième ou au quinzième, ou du moins il ne restoit plus qu'une excrétion muqueuse sans

roissant inusitée non-seulement aux malades mais
encore aux médecins eux-mêmes , et s'éloigner
des principes , c'est-à-dire de leur système ; on
en compose une qu'on adapte à tous les catarrhes,
dont la terminaison varie alors singulièrement.
Cependant cette maladie est très-ordinaire, et c'est
une de celles qui reviennent le plus souvent.

Huxham décrit une maladie très-épidémique ,
accompagnée d'une toux violente , qui eut lieu au
mois de janvier 1733. Cette maladie se rapproche
tout-à-fait du caractère du catarrhe qui dominoit
l'année dernière. En effet le médecin anglais réussit
quelquefois avec les vomitifs, ou avec les purgatifs
doux ; et il remarqua souvent que la toux cessoit s'il
survenoit une diarrhée spontanée : ce qui le condui-
sit à employer la rhubarbe , la manne et le tartre soluble *(tartrite de potasse)*. Le même auteur observa
au mois de novembre 1737 une fièvre catarrhale
épidémique : il dit que cette fièvre se montroit telle ,
plus ou moins, depuis plusieurs hivers ; qu'elle étoit
occasionnée par un air épais, humide et froid qui
obstruoit les pores de la peau ; qu'elle lui paroissoit du même caractère que la fièvre d'hiver de Sy-

___

fièvre : enfin la complication qui faisoit le plus souffrir le
malade étoit celle de la fièvre gastrique avec le catarrhe
pulmonaire, et alors les symptômes fébriles ne se sont
point terminés avant le quinzième jour de la maladie
(Note du cit. Pinel).

denham. Je pense que toutes ces épidémies décrites par Huxham étoient de la même nature que la nôtre, quant au fond, si ce n'est que l'état des humeurs étoit plus inflammatoire.

Forestus (L. 1 , Obs. 1) avoit aussi décrit une fièvre qui fut épidémique durant l'automne de l'année 1557. Elle étoit accompagnée d'un mal de gorge, et la poitrine étoit affectée. Cette maladie commençoit, comme un catarrhe, avec une fièvre très-lente, mais maligne, et qui faisoit périr beaucoup de monde. Cette fièvre, ayant fait des progrès, causoit une suffocation subite, et une telle difficulté de respirer, que les malades sembloient devoir étouffer sur le champ. L'estomac et la région précordiale s'affectoient aussi; la toux étoit forte; la fièvre continue chez un petit nombre seulement, double-tierce, tierce, erratique chez tous les autres. Quelques-uns eurent, sur la fin de leur maladie, de petits ulcères dans la bouche et sur la langue. Beaucoup de choses me portent à croire que le foyer de cette maladie étoit dans les premières voies, mais sur-tout l'état fâcheux de l'estomac et la fièvre intermittente qui accompagnoient l'oppression de poitrine, le succès marqué des purgatifs doux, la foiblesse opiniâtre de l'estomac de ceux qui guérissoient, et enfin, dit Forestus, les accidens qui sont ordinaires dans la mélancolie hypochondriaque.

Le même auteur (L. cit. Scol. sur la 11e obs.) décrit une espèce d'angine maligne et pestilentielle, avec des symptômes de péripnêumonie, qui vers le commencement de l'année 1517, lorsque Jean Tyeng pratiquoit la médecine à Amsterdam, fut si funeste au plus grand nombre de ceux qu'elle attaqua ; qu'elle faisoit périr en seize ou vingt heures, quand on n'avoit pas recours aux remèdes convenables dans les six ou sept premières. *La matière morbifique étoit si active,* c'est Forestus qui parle, *qu'en un moment elle produisoit une difficulté de respirer, un serrement de cœur, et une douleur de gorge telle que le malade paroissoit sur le point d'être suffoqué. Ces symptômes disparoissoient et reparoissoient ensuite, comme si cette matière si maligne, si vénéneuse et si subtile, eût traversé avec rapidité les muscles du col et ceux de la poitrine. On guérissoit facilement les malades, lorsqu'on les saignoit dans les six premières heures, et que le même jour on leur administroit un purgatif. Cette méthode étoit blâmée par les médecins les plus accrédités. Mais ceux qui, dès le premier jour, n'étoient pas secourus de cette manière mouroient suffoqués tout à coup.*

La cause d'une maladie si grave, et si promptement funeste, paroît avoir été une matière abondante et mobile, qui s'étoit jetée particulièrement sur l'estomac, les intestins, les parties voisines de l'estomac ou qui communiquent avec lui et avec les intestins, vers lesquels organes, à l'aide d'un purgatif, précédé d'une saignée, elle pouvoit être rappelée promptement et avec facilité, et ensuite évacuée par les selles.

Forestus a consigné dans le même livre (observ. 5) la description des catarrhes qui parurent, épidémiquement et en très-grand nombre, dans les mois de juin et de juillet 1580. La fièvre, qui étoit très-considérable, se jetoit sur le gosier, la gorge et les poumons : la voix étoit rauque, et la toux forte. Une légère saignée d'abord et ensuite de doux laxatifs composèrent tout le traitement qui fut heureux.

Mais je reviens à mes propres observations. Quoique la poitrine fût le plus souvent affectée de la manière que je l'ai dit, il y avoit cependant quelques malades qui étoient attaqués d'une fièvre continue-rémittente. Cette fièvre étoit de trois espèces; ou purement inflammatoire, ou purement bilieuse, ou mixte. La première existoit rarement, sans qu'il y eût en même-temps un vice quelconque du système gastrique. De même dans la seconde, la saburre existante dans les premières voies, et principalement dans l'estomac, étoit rarement l'unique cause du mal. Il y avoit une réunion des deux affections morbifiques, de la bile qui surchargeoit les entrailles, et de la phlogose des humeurs : et c'étoit tantôt l'une qui dominoit, et tantôt l'autre.

Aussi étois-je obligé de varier le traitement, qui cependant ne consistoit que dans le vomitif et la saignée et dans des boissons délayantes miellées, de telle manière qu'on commençoit par faire vomir ou par saigner les malades, selon l'affection qui prédominoit chez chacun d'eux.

J'employai fort peu le quinquina, et c'étoit lorsque la fièvre continue devenoit une fièvre intermittente bien caractérisée, qui, malgré le bon état du système gastrique, se montroit opiniâtre par un effet de la diminution des forces. Je donnois alors cette écorce avec plus de sécurité ; et comme le foyer du mal avoit été détruit auparavant, la rechute étoit moins facile.

Avril. Ce mois fut, jusqu'à la moitié, froid et humide ; et de là jusqu'à la fin, on eut un temps serein, du vent, et toujours du froid.

Les pleurésies et les péripneumonies bilieuses furent en fort petit nombre ; les bilieuses-inflammatoires moins rares : mais celles qui étoient accompagnées de douleurs rhumatismales dans les membres furent très-multipliées.

Il me reste à dire sur les maladies bilieuses et déguisées, qui affectent la poitrine, plusieurs choses qui seront très-bien placées ici.

Les modernes entendent par pleurésie et péripneumonie bilieuse tout autre chose que les anciens, qui appeloient *bile* cette croûte inflammatoire du sang qui est d'un blanc jaunâtre, et *bilieuses* les maladies qui en provenoient. Les modernes donnent ce nom à un appareil de crudités presque toujours d'un goût amer, qui s'est formé dans l'estomac et dans le premier intestin. Cette humeur est ordinairement amère, quelquefois acide et même avec un mélange d'austérité; quelquefois aussi elle paroît douce, mais d'une douceur nauséabonde. Peut-être est-il rare qu'elle provienne de la véritable bile, amassée en plus grande quantité qu'à l'ordinaire. C'est plutôt un amas de matières crues rassemblées de toutes parts, qui dégénèrent de la manière qui leur est propre, soit à cause de la foiblesse de l'estomac, soit parce qu'elles ont de la tendance à se corrompre. Elles ont le même goût qu'elles auroient eu, si, abandonnées à elles-mêmes hors de l'estomac, elles se fussent corrompues. C'est de la bile qu'elles empruntent très-souvent leur couleur et leur amertume.

J'ai observé très-souvent chez les Hongrois, et plusieurs fois sur moi-même, dans des fièvres de toute espèce, vers la fin de l'été et en automne, cet appareil de crudités dans l'estomac, ayant une saveur très-acide, austère-acide, brûlant la gorge comme l'acide sulfurique, et agaçant les dents. Je croirois que c'est de là qu'est née l'opinion que la bile est de nature acide, et qu'il faut traiter les maladies bilieuses avec des remèdes d'une nature opposée. En effet on appeloit *bile* cette saburre très-acide qui n'avoit que la couleur de la bile dont elle étoit teinte.

D'après mes observations, cette matière avoit au printemps plus d'analogie avec la bile, et étoit le plus souvent amère. Cette année, elle fut rarement épaisse et tenace, mais plutôt délayée, déjà mobile et susceptible d'être facilement évacuée par le vomissement, sans faire précéder les délayans. Cette disposition est plus rare en été et en automne : la bile alors est épaisse et tenace, elle adhère fortement aux parois de l'estomac, en sorte que si, un jour ou deux d'avance, on ne rend pas mobile, à l'aide des dissolvans, cette matière amassée dans les premières voies, le vomitif produit à peine quelque effet, ou du moins quelque soulagement.

L'origine de cette saburre qui surcharge le système gastrique peut varier. D'abord des alimens de difficile digestion, principalement des substances graisseuses, deviennent aisément rances dans un lieu chaud et humide tel que l'estomac, et si on leur associe des acides, elles dégénèrent en une sorte de matière acrimonieuse corrosive et brûlante. C'est par cette raison que si on boit de l'eau en mangeant du lard, celui-ci s'altère plus promptement et à un plus haut degré dans l'estomac, que si on eût bu du vin.

La privation des fruits de la saison et en général des végétaux frais, concourt aussi à la production de cet appareil de crudités dans l'estomac. Enfin la matière de la transpiration, répercutée vers les parties internes, augmente cette saburre, ou la met en mouvement.

Cet amas bilieux est le produit ordinaire de la fin de l'été et du printemps, comme le prouve l'expérience. Hippocrate disoit (Traité de la nature de l'homme) : *La bile occupe principalement les corps en été et en automne ; ce qui est facile à reconnoître, en ce que dans cette partie de l'an-née on vomit spontanément de la bile, et on rend des matières plus décidément bilieuses par l'effet des médicamens. Cela se voit encore par les genres de fièvres et par la chaleur qu'on éprouve.*

Quoique les maladies bilieuses naissent tous les ans dans le temps que je viens d'indiquer, cependant il survient dans d'autres temps de l'année cer-taines constitutions qui favorisent la production de ces mêmes maladies. C'est ce que j'ai éprouvé com-munément dans le printemps de cette année.

Mais il y a cette différence entre les maladies bilieuses du printemps et celles de la fin de l'été, que les premières tiennent souvent d'abord quelque chose du caractère inflammatoire, ou que, malgré l'évacuation de la saburre, elles se changent en maladies inflammatoires, et rarement en maladies malignes : tandis que les autres ont toujours un commencement de putridité et de malignité, ou deviennent facilement malignes. D'ailleurs au prin-temps la matière saburrale est plus fluide et plus mobile que dans l'automne.

Des maladies très-différentes en apparence, de même que leurs symptômes, étant ainsi produites par une matière étrangère séjournant dans les hy-pochondres ; ce sont plusieurs de ces symptômes que je vais passer en revue, afin que l'on voie à quels signes j'ai su reconnoître ces maladies, les distinguer de celles qui ont quelque analogie avec elles, et quelle méthode j'ai employée.

Un mal de tête particulier (l'appellerai-je *bilieux?*) accompagne presque toutes les maladies bilieuses. Il est souvent très-considérable : il semble au malade que sa tête va se fendre ; en sorte qu'il croit pouvoir obtenir quelque soulagement, en se la serrant fortement avec ses mains, ou en se la faisant serrer par d'autres, et il réclame vivement ce service. Cette douleur occupe tantôt l'occiput, tantôt le front, souvent même toute la tête : elle observe des époques fixes, où elle tourmente plus violemment. Quelquefois la face est rouge, les yeux brillants : mais le plus souvent la face est d'un vert pâle, qui teint aussi le blanc des yeux. La langue, la gorge, les rapports, la pesanteur de l'estomac, sa sensibilité au toucher, les hypochondres tendus, élevés, leur douleur aiguë ou gravative, les borborygmes, les vents, une diarrhée légère et spontanée annoncent clairement qu'une matière étrangère surcharge l'estomac, et qu'elle est la cause de tous ces accidens, que l'on adoucit rarement en provoquant des selles.

La maladie augmentoit peu à peu, et à la fin ou les malades mouroient, ou ils ne se rétablissoient que très-difficilement. Mais si on les saignoit, bientôt après tous les symptômes s'aggravoient. L'émético-cathartique seul fut avantageux, et procura un soulagement sensible et constant. J'ai vu quelques malades qui, ayant été saignés, déliroient sur le champ; la tête leur revenoit par le moyen d'un vomitif. J'ai observé également des affections soporeuses, un commencement d'opisthotonos, un relâchement des muscles d'un des côtés de la face, l'embarras de la parole emportés par l'émético-cathartique, et j'étois étonné de la promptitude de ses effets.

Je me rappelois alors ces paroles d'Hippocrate dans les Coaques (n° 85): *Dans la fièvre continue*, dit-il, (ce qui suit prouve qu'il s'agit de la fièvre bilieuse) *ceux qui ont perdu la parole et ont les yeux clignotans guérissent , lorsqu'après qu'il leur est survenu une hémorrhagie par le nez et un vomissement , ils recouvrent la parole et leur bon sens.*

Hippocrate regardoit une hémorrhagie par le nez comme nécessaire pour faciliter le mouvement des humeurs, et empêcher l'action du vomitif d'être nuisible, non qu'il attendît le salut du malade de l'hémorrhagie elle-même, mais bien plutôt du vomissement. Je cherchois à imiter cette marche de la nature, en tirant d'abord un peu de sang, pour ensuite faire vomir le malade avec moins de risque. Mais le plus souvent cette précaution n'étoit pas nécessaire.

Je me rappelois encore ce que rapporte Galien

(L. 5 des comment. aphor. 1) d'un jeune homme qui avoit vomi des matières couleur de rouille : pendant le vomissement, tout son corps étoit en convulsion ; mais après que ces matières eurent été évacuées, la fièvre et les convulsions cessèrent.

L'observation suivante confirmera tout ce qui a précédé. Un sommelier, âgé de trente-neuf ans, ressentit la veille de Pâques dernier, et pendant les huit jours suivans, des alternatives de frisson et de chaleur ; cependant il ne fut point alité. Alors étant tombé d'une échelle, il se frappa fortement au dos et à l'occiput. Il lui survint des douleurs de tête, du dos, et des lombes, et un vomissement bilieux avec un peu de sang. Une saignée le soulagea. Mais bientôt après la douleur de tête redevint si violente, qu'on le transporta à l'hôpital des frères de la Miséricorde. Là, on le fit vomir, et il se trouva bien ensuite. Sorti de l'hôpital, il se porta passablement pendant quelques jours. Mais, après une huitaine, la même douleur de tête reparut avec un tintement, un bourdonnement, et quelque dérangement dans les idées. A ces accidens il se joignit de la gêne dans la respiration ; des crachats muqueux, verdâtres ; une langue bilieuse ; un goût souvent amer, mais sans aucuns rapports ; une cardialgie insupportable ; les hypochondres et tout l'abdomen furent tendus, le ventre resserré, le pouls vif, plein, sans être dur. On lui appliqua un vésicatoire à la nuque, et on lui fit en même-temps les autres remèdes or-

dinaires. On avoit l'intention d'entretenir long-
temps le vésicatoire. La saignée. fut répétée : le
sang étoit couenneux. Toutes nos idées s'étoient
portées plutôt vers le coup que le malade s'étoit
donné, quoique le chirurgien n'y découvrît rien,
que sur un état saburral des premières voies. Deux
jours après, on observoit, comme un commencement
d'opisthotonos, un retirement de la bouche de l'un
ou de l'autre côté ; le malade balbutioit, avoit la
tête perdue, beaucoup de pente au sommeil, le
pouls vif sans dureté. Une émulsion rendue purgative avec de la manne, et le sel cathartique amer (1),
lui fit faire plusieurs selles qui ne le soulagèrent
aucunement. Comme il continuoit d'être triste,
dans un état comateux, avec de la confusion dans
les idées, le cinquième jour de son entrée dans
l'hôpital, il prit l'émétique, qui lui fit rejeter des
matières très-jaunes et très-vertes. Alors il fut moins
assoupi, et moins absorbé ; la bouche n'étoit plus
mauvaise, quoique la langue restât chargée. La cardialgie étoit diminuée, ainsi que la tension des hypochondres et de l'abdomen. La respiration fut facile, sans douleur ; mais il survint de la toux. Le
deuxième jour suivant, on le fit encore vomir, et
il rendit de nouveau beaucoup de matières jaunes,
vertes, semblables à de la bouillie : ce qui dimi-

---

(1) Les chimistes modernes appellent ce sel *sulfate de
magnésie*. Il étoit aussi connu sous le nom de sel d'Epsom.
(N. du Trad.)

nua très-sensiblement tous les accidens. Après l'é-métique, on établit la liberté du ventre avec des sels, afin d'entraîner les restes de la saburre bilieuse.

Mais peu de temps après, environ le 14e jour depuis son entrée, lorsqu'il se sentoit bien à tous égards, il fut saisi d'une fièvre intermittente quotidienne, mais très-modérée, et qui céda bientôt au quinquina. Il ne tarda pas long-temps à sortir de l'hôpital parfaitement rétabli.

Le siége de la cause de certaines affections de la tête, et particulièrement du délire, est placé dans les hypochondres par l'auteur d'un traité des maladies. Car on y lit ceci : *Lorsque la phrénésie doit avoir lieu, la fièvre est d'abord foible, et le malade ressent de la douleur à l'épigastre, sur-tout à droite vers le foie. Ensuite le quatrième ou le cinquième jour étant arrivé, la fièvre et la douleur augmentent, une teinte bilieuse se manifeste, et la tête se perd.* L'auteur dit qu'il faut diriger le traitement du côté du ventre, et donner de l'eau avec du miel et du vinaigre ; après quoi il ajoute : *Cette maladie vient de la bile qui se détache des entrailles pour se porter sur le diaphragme.* En préférant les vomitifs aux purgatifs, nous chassons la bile par la voie la plus courte.

C'est ici que se rapporte assez bien ce qui arriva à un homme, qui en tombant s'étoit fortement heurté la tête contre un corps dur. Il devint sujet

à des vertiges, et ressentit de grandes douleurs de
tête, jusqu'à ce qu'il eut vomi des matières de couleur de rouille. Il se porta bien ensuite.

Deux femmes, qui avoient été incommodées par
la vapeur du charbon, eurent des vertiges, des nausées, et des douleurs de tête ; ayant pris un vomitif
et rejeté beaucoup de bile, elles se rétablirent très-
promptement.

Le plus ordinairement les hypochondres étant
affectés et surchargés de bile, la tête elle - même
s'affecte : mais quelquefois la lésion de la tête, par
l'effet d'une chute ou de toute autre manière, fait
qu'il afflue dans l'estomac une plus grande quantité
de bile qu'à l'ordinaire, laquelle, par la sympathie
qui existe entre le cerveau et le système gastrique,
entretient la maladie de la tête.

Si on cherchoit la raison de tous les faits que j'ai
cités, et de ceux que je citerai encore, on se bor-
neroit peut-être à penser que la matière morbifique
affecte non-seulement les parties qui en sont le
siége, mais encore celles qui sont éloignées de
celles-ci, et avec lesquelles elles communiquent par
une certaine sympathie prouvée par les observations, et dont le mode n'a pas été jusqu'à présent
suffisamment éclairci. Si cette explication ne con-
tentoit pas, on pourroit regarder comme vraisem-
blable que des particules de saburre, résorbées,
irritent et rendent malade de façon ou d'autre l'organe sur lequel elles se portent. Mais l'effet salu-

taire suit souvent de trop près l'action du vomitif, pour que l'on cherche le foyer du mal ailleurs que dans l'estomac.

Je viens de décrire les maladies de poitrine. Il me reste à dire ce que j'ai observé sur leur fréquence, la manière différente de les traiter, et le danger qui y est attaché.

On rencontre fort souvent des pleurésies et des péripneumonies très-graves, qui par l'irrégularité de leurs symptômes, par leur longueur, et principalement par les efflorescences miliaires qui surviennent, ne permettent pas de les ranger dans la classe de ces pleurésies et péripneumonies, que Sydenham assuroit pouvoir être guéries presque certainement par les seules saignées répétées. Il étoit rare que cet excellent observateur fît tirer moins de quarante onces de sang à un adulte attaqué d'une pleurésie. Mais il n'est pas rare non plus de voir des pleurésies, qui, bien loin de s'adoucir par une perte de sang double de celle-là, s'aggravent au contraire et se terminent par la mort.

C'est ce qui me porte à croire que ces pleurésies rebelles sont de l'espèce de celles que j'ai nommées bilieuses, ou du moins qu'elles sont mixtes, c'est-à-dire, composées de l'espèce bilieuse et de l'espèce inflammatoire.

Qu'on attaque par la saignée une pleurésie bilieuse simple, ou même composée (de manière cependant que l'inflammation ne soit que légère et pro-

duite secondairement); il arrivera de toute né-
cessité que, le système vasculaire sanguin étant
désempli, une plus grande quantité de la matière
bilieuse qui a son siége dans l'estomac et dans les
intestins, y passera par absorption, que les forces
vitales seront affoiblies au point de ne pouvoir chasser ces particules d'une matière étrangère et nuisible, et que la force de l'estomac lui-même, déjà
trop diminuée, sera encore plus abattue.

Certainement on compteroit un bien plus grand
nombre de victimes de cette méthode de traitement
(quoiqu'il en meurt beaucoup), si les fautes qui
consistent dans toutes ces saignées répétées tant de
fois ne se trouvoient corrigées, du moins en partie. En effet, leurs auteurs tâchent de relever, par
l'application des vésicatoires et des sinapismes, les
forces vitales devenues languissantes et affaissées :
ils délayent la saburre par une abondante boisson
miellée et nitrée, en sorte qu'elle devient plus susceptible d'être résorbée, qu'elle passe successivement en entier dans le torrent de la circulation, et
qu'enfin elle est expulsée, quoique lentement et
avec difficulté, par les différens couloirs. Cependant
le malade traîne une existence malheureuse au milieu des images multipliées d'une mort prochaine;
ou, s'il surmonte la violence et la longueur de la
maladie, il n'échappe qu'après bien des efforts.

Une pleurésie vraie, essentielle, inflammatoire
se guérit promptement; et si le malade n'est pas mal

disposé d'ailleurs, il ne tarde point à recouvrer ses forces, et il est moins sujet aux rechutes. Il suffit dans ce cas de relâcher la fibre qui est trop tendue, de diminuer la quantité du sang, de le délayer parce qu'il a trop de consistance, et de ramener à une juste médiocrité cet excès d'une santé trop énergique. Mais celui qui, à raison de l'action languissante du système gastrique, traîne une saburre amassée depuis long-temps; qui, se trouvant réduit au dernier degré de l'épuisement par des saignées excessives, obtient, par le misérable secours des vésicatoires, que le peu de sang séreux et impur qui lui reste supplée, par la rapidité de son cours, à la quantité de celui qu'il a perdu, et conserve la foible et dernière étincelle de vie qui brille encore; celui-là, dis-je, ne pourra jamais récouvrer la santé qu'il eut autrefois, ou il n'y parviendra qu'après un temps bien long, qu'avec les secours de l'art les mieux ménagés, et par un bienfait signalé de la nature. L'affoiblissement de sa constitution le rendra plus susceptible d'être attaqué par la même maladie, ou par d'autres maladies chroniques. Combien d'hommes ne voyons-nous pas, qui déplorent toute leur vie les suites fâcheuses d'une maladie aiguë.

Les mauvais succès multipliés de cette manière de traiter les maladies bilieuses, par de fortes saignées répétées, par beaucoup de boissons délayantes et par les vésicatoires, la firent abandonner entièrement d'un assez grand nombre de médecins, pour en adopter une autre. Dans cette dernière méthode, lorsqu'après une ou deux saignées on voit la maladie faire des progrès, on crie à la malignité et on a vîte recours aux anti-septiques. Ainsi, on saigne moins les malades ; mais on les accable de remèdes stimulans et aromatiques : d'où il résulte que toute la saburre contenue dans les premières voies est forcée de passer en entier dans le torrent de la circulation ; et qu'étant portée avec le sang dans toute l'étendue du corps, elle excite des accidens graves, jusqu'à ce qu'enfin atténuée et domptée par l'action des stimulans, elle est rejetée vers l'organe de la transpiration. Là, privée de sa partie la plus fluide, elle produit, par l'arrêt de sa partie grossière aux extrémités des vaisseaux, des exanthémes et des éruptions, critiques à la vérité, mais dont la crise ne s'opère que très-difficilement.

Il me paroît démontré par les observations de plusieurs médecins, et par les miennes égalèment, que l'origine des efflorescences est presque toujours due à la saburre des premières voies. Telle est l'idée que je me formois du millet qui survient dans les pleurésies et dans les péripneumonies.

Mais, quoique tous ceux qui ont des notions assez claires de la maladie rejettent ces deux méthodes de traiter les maladies bilieuses ; cependant dans plusieurs cas j'ai cru devoir employer l'une ou l'autre. En effet il arrive souvent qu'on nous apporte des individus attaqués de maladies bilieuses, lorsqu'ils ont déjà été saignés plus d'une fois. Nous évacuons bien avec un vomitif ce qui reste encore de saburre dans les premières voies. Mais tout ce qui avoit été absorbé et porté dans le torrent de la circulation n'offroit plus de prise ni aux vomitifs ni aux purgatifs. Il falloit donc délayer par des boissons abondantes cette saburre absorbée, et en même-temps tenir libres tous les couloirs, afin que le ventre sur-tout se trouvât disposé à recevoir toute la matière excrémentitielle qui viendroit s'y déposer.

Que si les forces vitales me paroissoient insuffisantes, je les relevois par le moyen des vésicatoires, des racines de serpentaire de Virginie, de contrajerva, du camphre, etc.

J'ai encore employé cette méthode, lorsque l'inflammation exigeoit ma première attention et mes premiers soins : car, pendant qu'on s'occupoit d'elle, les symptômes bilieux faisoient des progrès, la bile dominant alors dans toute la machine ; d'où il arrivoit que le vomitif, que l'inflammation avoit empêché de donner dès le commencement, donné plus tard, n'avoit plus d'action sur la bile qui s'étoit résorbée. Dans ces circonstances, je plaçois mon espoir dans une méthode qu'autrement j'eusse rejetée.

Souvent il me paroissoit difficile d'expliquer certains symptômes. Par exemple, aucun des signes de l'affection des premières voies n'indiquoit suffisamment que l'on pouvoit faire vomir sans inconvénient : seulement le ventre étoit plus libre, le pouls plus fréquent que dans l'état naturel, mais de peu de chose, et il conservoit sa souplesse ordinaire : du reste la langue étoit comme chez les personnes en santé, et le goût des alimens n'étoit point dépravé. Aucune sensation désagréable du côté de l'estomac. Quelquefois seulement la face étoit rouge, et les yeux étincelans. Si en pareil cas on saignoit les malades, ils s'en trouvoient très-mal : mais un vomitif faisoit rendre une énorme quantité de matières vertes, jaunes, noirâtres, et comme de la bouillie ; en sorte que j'étois étonné qu'une pareille masse eût pu séjourner si long-temps dans la région précordiale, sans annoncer sa présence par des signes plus certains.

J'ai eu un homme qui, à l'exception d'un mal de tête, d'un tremblement continuel de la machoire inférieure, d'un peu de tension dans les hypochondres, et d'une douleur pongitive mais très-légère sous les dernières fausses-côtes du côté gauche, ne se plaignoit de rien. On lui donna trois fois l'émétique, et il rendit une grande quantité d'une espèce de bouillie bilieuse : ce qui le soulagea beaucoup.

D'autres, qui se plaignoient de rapports très-aigres, rejetoient en vomissant une matière austère et acide qui agaçoit les dents. J'ai vu très-souvent en Hongrie, lorsque sur la fin de l'été ces fièvres bilieuses règnoient, une saburre d'un goût et d'une odeur très-acides, et très-verte en couleur, brûler en quelque sorte la gorge au passage.

I. D

Une saburre rance, amère et bilieuse, dégénère, quand on prend des choses acides ou même simplement acescentes, en une autre espèce qui est acide et austère et d'une âcreté extrême. C'est ce qu'on observe dans l'été et en automne, comme je l'ai déjà dit, parce qu'alors les forces digestives sont plus languissantes : c'est plus rare au printemps. Mais on en concluroit mal à propos que ce caractère acide de la bile doit se corriger uniquement par les absorbans.

Les observations de Pringle ont prouvé que des substances animales putrides agissent comme un levain quand on le mêle avec des substances végétales, et qu'elles changent celles-ci en une sorte acrimonieuse acide et austère : ce qui explique comment se produit dans ces cas la saburre acide.

On pourroit peut-être aussi donner par là une explication satisfaisante de cette espèce de colique qui est épidémique dans le Dévonshire, et dont Huxham a donné la description dans un petit ouvrage particulier.

Un signe encore, auquel je savois distinguer les maladies gastriques provenant d'un amas de saburre des fièvres inflammatoires, lorsque presque tous les autres me manquoient, c'étoient des urines en petite quantité, rendues en beaucoup de fois, d'un jaune très-foncé, et déposant dès le commencement de la maladie. Galien (4e. *comm. sur le traité du régime*) dit : « On doit purger ceux qui rendent dès le com-

» mencement des urines troubles et épaisses, si rien
» ne s'y oppose : c'est le contraire, si à cette époque
» elles sont claires; mais on donnera un lavement,
» pourvu qu'on le juge convenable ».

Il importe beaucoup de réunir tous les signes
d'une maladie quelconque, et qu'ils soient gravés
profondément dans la mémoire des médecins. En
effet, quand une maladie ne fait que commencer,
qu'elle n'est pas encore formée, et que, ne se mon-
trant pas avec des signes suffisamment prononcés,
elle se cache sous une forme incertaine et commune
à plusieurs autres maladies; il est souvent très-difficile de déterminer dès-lors sa nature, et de l'étouffer aussitôt dans son principe.

On ne doit donc négliger aucun signe, même le
plus léger, s'il peut contribuer à former le diagnostic des maladies bilieuses, dès leur origine.

On observe très-souvent la même langueur dans
toute la machine, le même défaut d'appétit, le
même sentiment de chaleur extraordinaire, soit
qu'une matière dépravée affecte le système gastrique,
quoiqu'elle donne à peine aucun autre signe plus
certain de sa présence, soit que, dans le système
veineux et artériel, le sang ait commencé à pécher
par phlogose ou par pléthore. Mais quoique dans les
deux cas la maladie se montre sous le même masque,
il ne sera point indifférent d'employer les évacuans
ou de saigner. Quelque chose que l'on fasse, il en
résultera des effets importans : car, ou la maladie

sera étouffée dans son berceau, ou elle fera des progrès très-rapides.

Baglivi plaçoit ce diagnostic des maladies commençantes au nombre des choses qui manquent encore à la médecine, et il exhorte les médecins à fournir chacun son contingent, pour enrichir cette partie de l'art.

Voilà la raison pour laquelle je m'attache quelquefois scrupuleusement à certains détails minutieux, et je pense que l'on doit rassembler tout ce qui peut contribuer à nous faire saisir l'idée véritable d'une maladie ou compliquée, ou cachée, ou commençante et douteuse.

J'ai déjà insinué précédemment que la chaleur à la poitrine, l'oppression et la toux que l'on observe dans la pleurésie et dans la péripneumonie bilieuse, peuvent provenir de deux causes; savoir, d'une matière morbifique résorbée et portée sur les poumons, ou de la seule sympathie des poumons avec l'estomac.

Peut-être pourroit-on appliquer avec quelque fondement à ces maladies bilieuses de la poitrine, ce que Galien (comment. 4. aphor. 55) disoit de la fièvre ardente : *J'ai reconnu que la fièvre devenoit ardente, quand les veines désemplies attiroient à elles les humeurs âcres et bilieuses.* Néanmoins comme le crachement de sang qui a lieu quelquefois, même dans cette espèce de pleurésie, cesse souvent aussitôt que le vomitif a produit son effet, il est certain que la sympathie peut beaucoup.

Chez les enfans qui ont une toux d'estomac, il arrive souvent que cet organe surchargé irrite les poumons par cette toux - là même qui est fréquente, en sorte que de petits vaisseaux se rompent et laissent échapper du sang.

Il faut bien distinguer cette espèce de crachement de sang de celle contre laquelle on emploie la saignée et les émolliens, comme on l'observe quelquefois dans l'inflammation des poumons, ou de celle qui exige les fortifians, comme lorsque le relâchement de cet organe est la cause de l'hémoptysie ; car, dans la première espèce, le traitement qui convient aux deux autres aggraveroit les accidens. On voit cependant quelquefois une véritable inflammation des poumons se compliquer avec cette fausse espèce, et alors la cause du crachement de sang est de nature inflammatoire.

Je faisois une grande attention à l'état de la langue dans toutes les maladies fébriles, et à plus forte raison dans les maladies bilieuses. Je me rappelois ces textes d'Hippocrate (Epidém. L. 6. sect. 5) : *La langue annonce l'état des urines. Une langue verdâtre et jaunâtre est un signe de bile, et la bile est formée par les substances grasses. Une langue blanche indique de la pituite. La langue prend la couleur des humeurs qui y abordent : aussi est-ce par elle que nous connoissons quelles humeurs existent.*

J'ai remarqué que la saignée soulageoit dans les maladies bilieuses, mais momentanément, et que le mal devenoit bientôt après plus pressant. C'est que la saignée relâche pour un peu de temps les fibres que la bile irrite et crispe par son âcreté : mais si, comme disoit Galien, *les veines ont pompé beaucoup de bile,* la maladie augmentera nécessairement.

Ces accidens qui sont produits ordinairement par une matière bilieuse repompée, dont la saignée n'est point le remède, et qui ne cèdent à aucun autre moyen, si ce n'est au vomitif administré à temps ; Hippocrate (dans son traité de la médecine ancienne) les a peints avec des couleurs dignes de son pinceau : *Lorsque,* dit-il, *cette bile très-amère, que nous avons coutume d'appeler bile jaune, s'est jetée sur les organes, quelles anxiétés, quelles ardeurs, quel trouble s'emparent de nous! Mais, si nous sommes délivrés de cette bile, soit spontanément, soit par un médicament, pourvu que l'un ou l'autre se fasse à propos, nous nous trouvons également délivrés et des douleurs et de la chaleur. Tant qu'elle reste dans son état de crudité, et qu'elle n'est tempérée par le mélange d'aucune autre humeur, aucun art n'est capable d'adoucir les douleurs ni la fièvre. Et ceux encore qui sont tourmentés par une bile exaltée, âcre, verdâtre, à quels*

*pincemens horribles d'entrailles et de poitrine,
à quel état de désespoir ne les voyons - nous
pas en proie! Ces accidens ne s'appaisent qu'autant que cette bile est évacuée, domptée, con-
fondue avec d'autres humeurs.*

Ce soulagement momentané, obtenu par la saignée chez un jeune homme surchargé d'une saburre bilieuse, me séduisit au point de me faire
adopter un traitement qui ne lui convenoit aucunement. Voici en peu de mots l'histoire de ce malade. Il étoit âgé de dix-huit ans, forgeron de son
métier. On le reçut à l'hôpital le 20 mai. Cinq jours
auparavant il avoit éprouvé une courbature, des
douleurs de reins, de l'oppression de poitrine, et
un point vers le sternum. Il étoit fort altéré, ne
toussoit point, se plaignoit d'un froid continuel au
dedans, et de chaleur aux extrémités. Il étoit brûlant au toucher. Il avoit mal à la tête, la langue
très-bilieuse, de la douleur dans la région antérieure de l'hypochondre gauche, le pouls fréquent, fort, plein, mais aucun des autres signes
ordinaires de l'existence d'un appareil bilieux. Mon
dessein étoit de le faire saigner, et le lendemain de
lui donner un vomitif. La saignée fut faite. Le sang
étoit d'une bonne qualité, et le malade éprouva un
soulagement marqué, et qui dura plus long-temps
qu'à l'ordinaire. Croyant en conséquence m'être
trompé dans le diagnostic, et que la maladie que
j'avois jugée bilieuse étoit inflammatoire, je renon-

çai au vomitif, et ne donnai au malade que de la
tisane d'orge avec l'oximel. Mais, après un jour
d'intervalle, les accidens de la poitrine revinrent
avec beaucoup plus de violence. J'eus recours à la
saignée, comme la première fois : cependant je la
fis faire bien moins forte. Le soulagement fut encore très-marqué; mais il ne dura pas si long-temps.
Il survint un affoiblissement des sens, une stupeur,
de la douleur au bas-ventre, principalement à l'hypochondre gauche, une très-grande oppression de
poitrine, une accélération du pouls bien plus considérable que dans le commencement de la maladie. La tête se perdoit souvent. On administra un
émético-cathartique qui entraîna par le vomissement et par les selles beaucoup de matières vertes,
jaunes. Alors la tête revint, mais pas complète-
ment : il restoit encore un léger délire, moins fréquent toutefois, et plus modéré qu'auparavant. Je
fis prendre une teinture de rhubarbe à l'eau avec un
sel neutre, à la dose suffisante pour tenir le ventre
libre, mais en prenant garde qu'il ne le devînt trop,
ce qui auroit épuisé les forces du malade. Je savois
d'ailleurs combien cette liberté du ventre est souvent avantageuse, lorsqu'une maladie bilieuse a été
mal traitée dans le principe, et que la saburre a
passé du système gastrique dans le système sanguin : car les intestins forment l'émonctoire le
mieux disposé où cette matière morbifique puisse
être ramenée successivement, pour être ensuite

évacuée. Cependant le malade déliroit plus rarement ; mais il se plaignoit d'un grand mal de tête. Le blanc des yeux étoit devenu entièrement rouge : la douleur du ventre étoit moindre, ainsi que l'oppression de poitrine. Mais, comme le pouls étoit mou et extrêmement foible, et sa fréquence presque naturelle ; comme la langue, auparavant bilieuse, devenoit sèche, je stimulai les forces avec le camphre, les racines de serpentaire de Virginie, de contrajerva, et les sinapismes, afin de dégager tout ce qui n'étoit plus dans le système gastrique, et s'étoit ou arrêté dans les viscères, ou perdu dans le torrent de la circulation. Le résultat fut que la la tête étoit encore moins souvent perdue qu'auparavant, le pouls meilleur, que la langue s'humecta, etc. Mais comme le météorisme et la douleur des hypochondres augmentoient, on donna pour la seconde fois l'émétique, qui entraîna une grande quantité de bile, et soulagea beaucoup le malade.

De concert avec le raisonnement, l'observation nous apprend souvent qu'un purgatif ne peut point suppléer un vomitif. Quand on entreprend d'expulser par le premier moyen une matière morbifique accumulée dans l'estomac et dans les organes qui s'abouchent avec lui, ou on ne fait rien, ou on aggrave la maladie. En effet cette matière, chassée alors de l'estomac dans le canal intestinal, circule dans ses longs replis ; et, absorbée par les nombreux vaisseaux aux orifices desquels elle se trouve appliquée pendant ce trajet, elle communique au sang un vice dont il etoit encore exempt.

Il faut donc rejeter cette pratique pusillanime, dans laquelle on n'ose jamais donner les vomitifs, lors même qu'ils sont le plus indiqués, et on traîne en longueur, au grand danger des individus, en n'employant que des eccoprotiques et les minoratifs des anciens, une maladie qu'un seul émétique auroit pu anéantir en très-peu de temps.

L'observation la plus ancienne vient à l'appui de cette opinion : car Hippocrate (L. 4 des maladies) assure qu'on évacue la bile par le vomissement et plus fréquemment et plus surement. *Quant à la bile qui se trouve dans l'estomac et dans la vésicule*, dit-il, *celle de l'estomac en particulier est entraînée quelquefois par les selles ; mais ordinairement elle est rejetée par le vomissement dans les premiers jours, ou du moins dans les quatre ou cinq premiers.*

Instruit par la nature même, j'évacuois la bile, dès le commencement de la maladie, avec les vomitifs plutôt qu'avec les purgatifs.

Je rapporterai ici ce que l'on trouve dans le septième livre des Epidémies : *Il faut vider les premières voies*, disoit Hippocrate, *lorsque l'humeur à évacuer y est disposée. On le fait par les selles, si cette humeur n'est point turgescente ; ce que l'on reconnoît, en ce que les malades n'ont point d'anxiété, ni la tête chargée, qu'ils ont une chaleur très-modérée, et qu'ils reposent après les accès. On le fait par le vomissement dans le temps même de l'accès ; car alors le ventre est météorisé, les malades éprouvent des anxiétés et un poids dans la région précordiale. Or c'est par cette raison qu'il ne faut pas purger dans le principe, parce qu'à cette époque l'humenr est évacuée spontanément* (par le vomissement).

On peut donc donner un vomitif avec plus de sureté qu'un purgatif, puisqu'il faut donner l'un dans le temps même de l'accès, et l'autre seulement après. Hippocrate regardoit les évacuans comme superflus au commencement de la maladie, parce qu'alors la bile s'évacue spontanément. Mais, lorsque la nature, oubliant en quelque sorte ce qu'elle a à faire, n'excite pas ces évacuations salutaires, pourquoi l'art, dont elle est le modèle, n'y suppléeroit-il pas, en procurant, au commencement de la maladie, un vomissement qui a lieu tant de fois spontanément, au grand avantage du malade ?

Le docteur Préval, dans une thèse excellente, quoique courte, *sur l'usage des vomitifs dans la péripneumonie putride* (V. L. 2 de la collection des thèses de Haller), a si bien prouvé la supériorité des vomitifs sur les purgatifs seuls, et si bien rendu les idées que j'avois avant de la connoître, que je ne puis m'empêcher de transcrire ici ses propres expressions. *Avant que les forces du malade s'épuisent, avant même le déclin de la maladie, donnons*, dit-il, *tout de suite et avec sécurité les purgatifs, les émético-cathartiques et les vomitifs eux-mêmes.* Car si on n'évacue pas les humeurs dépravées qui fermentent, c'est en vain qu'on attend de la diminution : le mal augmente pendant qu'on temporise, et le malade succombera certainement, avant qu'on ait employé la méthode qui peut le sauver. *Ayant donc été préparé convenablement, prendra-t-il un purgatif doux ? Soit : cependant la saburre n'est-elle pas trop abondante et trop tenace, pour pouvoir être entraînée par les purgatifs ? Le temps presse ; nous avons les moyens à notre disposition ; donnons les purgatifs aiguisés avec les vomitifs (par exemple quelques grains de tartre stibié) ; donnons les préparations antimoniales elles-mêmes en grand lavage (de cette manière elles évacuent doucement et efficacement).* Car, dans cette circonstance, si l'on vouloit chasser, avec les seuls purgatifs doux, cette saburre qui, sur-tout dans cette saison, est très-difficile à enlever, l'agitation extraordinaire qu'on imprimeroit à la masse du sang enflammeroit les organes de la poitrine.

J'employois, pour faire vomir, une solution de tartre stibié préparé d'après la pharmacopée de Vienne (1). On en fait dissoudre quatre grains dans

____

(1) La pharmacopée de Vienne prescrit de prendre

une livre d'eau, dont on donne la quatrième partie de quart-d'heure en quart-d'heure. Après chaque vomissement, on fait boire de l'eau tiède aux malades, pour qu'ils vomissent avec plus de facilité et de profit.

Cette manière de procurer le vomissement a beaucoup d'avantage sur toutes les autres. Le nombre des vomissemens est en quelque sorte à la discrétion du médecin, puisque le médicament s'administre en plusieurs fois. De plus, on s'assure mieux et plus promptement du degré d'éméticité du tartre stibié que de tout autre vomitif. L'ipécacuanha, par exemple, est quelquefois trop ancien , ou quand même cette racine seroit nouvelle, il arrive souvent qu'enveloppée par la saburre de l'estomac, elle ne produit aucun effet, ou n'en produit qu'un disproportionné, ou même tout différent de celui qu'on attendoit. En effet , il n'est pas rare que l'ipécacuanha n'excite aucun vomissement, et qu'il n'agisse que comme un purgatif. Souvent, à raison de son odeur nauséabonde, les personnes délicates le rejettent presqu'aussitôt après l'avoir pris, et voient ainsi leurs espérances frustrées. Le tartre stibié , au

---

quatre onces de safran des métaux (oxide d'antimoine sulfuré demi-vitreux), autant de crême de tartre (tartrite acidule de potasse) , de faire bouillir le tout dans quatre livres d'eau dans un vaisseau de verre, de filtrer ensuite , et de laisser évaporer pour crystalliser *(N. du Trad.)*

contraire, donné comme je viens de le dire, est sans danger, même pour les personnes les plus sensibles: et d'ailleurs ses propriétés fondantes, atténuantes, conviennent parfaitement dans les cas où une matière glaireuse et tenace adhère fortement aux parois de l'estomac.

Comme il est très-rare que cet organe en soit surchargé seul, et sans que les intestins en contiennent aussi une certaine quantité, le tartre stibié mérite encore la préférence à cet égard à cause de sa vertu purgative, par laquelle ce médicament émético-cathartique procure aux malades une espèce de *choléra factice* qui leur est très-utile. Hippocrate avoit observé que la fièvre lipyrie, qui est une fièvre bilieuse, ne cédoit que lorsqu'il survenoit un choléra. Ce que la nature, qui veille à sa propre conservation, opère seule quelquefois par un effort salutaire, je le faisois à l'aide d'un émético-cathartique. J'ai très-souvent remplacé le kermès minéral avec la solution de tartre stibié à très-petites doses. Le kermès n'étant point soluble dans l'eau, entroit moins commodément dans nos mixtures pectorales : car, quoiqu'on eût soin de bien remuer les fioles, il se trouvoit distribué inégalement ; en sorte que souvent les malades n'en prenoient point du tout avec les premières cuillerées, et prenoient la totalité dans les dernières.

Notre principal remède expectorant étoit composé de cinq onces d'eau de sureau, d'une once d'oximel simple, autant d'oximel scillitique, et deux grains de tartre stibié : j'allois même jusqu'à trois grains, si le malade le supportoit facilement. Il prenoit cette mixture dans les vingt-quatre heures, en six doses.

A l'égard de la préparation au vomitif, je donnois ordinairement le tartre stibié , quand il étoit très-indiqué, sans avoir fait précéder les fondans. Cette conduite pourroit paroître précipitée et inconsidérée, si beaucoup d'observations ne m'en eussent montré les avantages. Ordinairement donc la matière morbifique étoit entièrement mobile et disposée à sortir, ou, s'il n'y en avoit qu'une partie, et que le reste fût trop visqueux et trop tenace, cette partie déjà mobile étoit évacuée, et ce reste étoit disposé, par la secousse même du vomissement et par la propriété atténuante et fondante du médicament, à céder à l'action d'un second vomitif. Car je cherchois toujours à détruire le foyer du mal le plutôt possible, et avec le moins de difficulté.

Jamais je n'ai fait précéder le vomitif de la saignée, ou presque jamais, et il falloit qu'une inflammation l'exigeât fortement. J'avois égard seulement au mal le plus urgent : et quoiqu'un malade annonçât par son pouls et par tout son ensemble qu'il étoit très-sanguin et très-vigoureux, je ne voulois pas lui ôter même un peu de sang, de peur de lui faire donner plus de prise à la maladie bilieuse que j'attaquois par le vomitif. Il ne suffisoit pas que le malade pût soutenir la saignée : il falloit encore que la saignée fût nécessaire.

En général , j'étois très-réservé sur ce moyen ; parce que l'expérience m'avoit appris que tout sentiment de chaleur extraordinaire , tout mouvement fébrile ne provenoient pas de l'inflammation , de l'abondance et de l'orgasme du sang. L'estomac , le ventre sont plus exposés aux causes des maladies que le système sanguin ; et quand celui-ci se trouve vicié, c'est presque toujours secondairement, la première cause venant de l'état de l'estomac et des intestins. Celse (L. 2. ch. 10) disoit : *Saigner n'est point une chose nouvelle; mais c'en est une de saigner dans presque toutes les maladies.*

Dans la pleurésie et la péripneumonie bilieuses, lorsque la maladie commençoit à prendre une tournure favorable , il survenoit souvent une diarrhée fort utile aux malades, à moins que , devenant excessive , elle n'abattît les forces , et ne supprimât les crachats. Car , à un degré modéré et par un effort heureux de la nature , la matière morbifique restée dans l'estomac et dans les intestins, qui n'avoit point obéi à l'action des vomitifs , et n'avoit point été résorbée , rendue mobile alors par d'abondantes boissons délayantes , sortoit par les selles.

Ce n'est point là cette diarrhée qui survient aux pleurétiques , et qui étoit pour Hippocrate un signe de mort , soit parce qu'elle est causée par une matière purulente formée dans la poitrine , et qui flue

vers les intestins, soit parce que l'inflammation, s'étendant aux parties voisines des poumons et les irritant, entraîne par les selles la portion la plus fluide du sang, tandis que celle qui est plus épaisse reste et circule plus difficilement. Celle-ci, qui fait périr les malades, provient des deuxièmes voies qui se déchargent dans les premières ; l'autre est salutaire, parce qu'elle entraîne les restes de la saburre.

On observe encore pour l'ordinaire, en même-temps que cette dernière espèce de diarrhée, des crachats épais, tenaces, glutineux, dont l'excrétion est aussi utile que nécessaire. Si quelquefois la diarrhée avoit été trop abondante pendant un jour ou deux, il falloit alors la modérer, dans la crainte que l'expectoration qui débarrassoit les poumons de la matière résorbée ne se supprimât.

Dans ces circonstances, je donnai avec un grand succès, toutes les heures, une poudre composée d'un demi-grain de kermès minéral et d'un quart de grain de laudanum pur, triturés avec un peu de sucre, ou même toutes les deux heures, la même dose d'opium avec un grain de kermès.

Les vésicatoires produisirent aussi de très-bons effets dans les mêmes circonstances. Car par leur vertu excitante, les cantharides divisant, atténuant, fondant les matières glutineuses, provoquoient la sortie des crachats, sans augmenter la diarrhée. En effet, les autres remèdes expectorans, administrés lorsque

le ventre est libre, commencent par agir comme ca-
thartiques, avant que, passés dans le sang, ils rem-
plissent leur objet ; tandis que les cantharides en-
trent, sans passer par les premières voies ; dans la
masse des humeurs, où elles facilitent l'expectoration.

Quand on appliquoit des vésicatoires dans cette
intention, je ne les faisois jamais panser à la manière ordinaire ; mais laissant l'épiderme, et faisant
sécher la plaie, on appliquoit un second, un troisième vésicatoire, et même plus, par-tout où on le
jugeoit avantageux.

Ne recherchant que cette propriété des cantharides
par laquelle elles agissent sur toute la machine, et par
conséquent sur les poumons, je n'avois besoin ni d'ex-
citer une longue suppuration, ni de beaucoup d'attention pour désigner la place où on les appliqueroit.

Quant à ce qui concerne l'usage des expectorans,
les médecins ne se conduisent pas tous d'une manière uniforme. Je rejetois absolument la pratique
de ceux qui, soit dans la péripneumonie vraie
essentielle et inflammatoire, soit dans la fausse péripneumonie bilieuse, soit dans celle qui est mixte,
emploient, dès le commencement, l'antimoine diaphorétique non lavé, le kermès minéral, et autres
remèdes excitans de ce genre. En effet, tant que,
dans la vraie pleurésie par exemple, l'inflammation
se soutient, la seule indication à remplir consiste à
relâcher, à amollir, à diminuer la masse du sang.
Mais, lorsque la première période de la maladie in-

flammatoire est passée, et que, la phlogose étant dissipée, la matière morbifique rendue mobile ne peut
pas être expectorée à raison de sa viscosité ou de
l'affoiblissement du malade, et surcharge les poumons ; c'est le moment convenable pour venir au
secours des forces vitales avec un médicament actif,
atténuant, stimulant, afin que toutes les secrétions
et excrétions, que la violence et la longueur de la
maladie et les grandes évacuations qui ont précédé
avoient rendues languissantes, se raniment par l'application du stimulus des vésicatoires.

Je ne crois point qu'on puisse appliquer aux maladies bilieuses les coctions et les crises qui doivent
avoir lieu à certains jours marqués, et tout ce qui
y a rapport, si on le prend dans un sens très-res-
treint ; et que toute terminaison de ces maladies,
dans quelque temps et de quelque manière qu'elle
arrive, ne peut être regardée comme une crise.

La dispute sur la certitude des jours critiques
n'est venue, selon moi, que parce que les uns cher-
choient à rencontrer ces jours dans toutes les fièvres
aiguës, et même dans toute espèce de maladie,
quoiqu'ils ne les observassent réellement que dans
quelques-unes : tandis que les autres, ne les trouvant
pas dans le plus grand nombre des maladies, ont,
par une conclusion trop étendue, relégué cette doctrine parmi les erreurs superstitieuses de la médecine ancienne.

Les maladies fébriles, dont la cause matérielle et

lé foyer existent dans le système de la circulation, et obéissent à ses lois, admettent *en grande partie* une coction et des crises à des jours déterminés; parce que le mouvement du cœur et des artères travaille et atténue cette matière morbifique contenue dans les vaisseaux, et la dispose à être évacuée : ce que l'on a nommé coction.

Cependant il ne paroît pas que toute matière étrangère, sans exception, reçue dans le torrent de la circulation, (quoiqu'elle doive être travaillée, atténuée et chassée, ou en d'autres termes, *subir une coction et une évacuation critiques*) observe le mode et les jours déterminés dans Hippocrate.

La doctrine des jours critiques sera plus vraie, et elle se trouvera confirmée par les observations des modernes, si on l'applique uniquement à la matière de l'inflammation engendrée dans le système sanguin lui-même, et n'y étant point portée d'ailleurs : en sorte que les maladies inflammatoires seules soient jugées après un nombre de jours fixe, et d'une manière déterminée.

Dans les maladies gastriques, la matière morbifique n'est point soumise au mouvement du cœur et des artères : mais, croupissant dans l'estomac et dans les intestins, elle élude cette force vitale qui soumet, atténue et chasse tout ce qu'on expose à son action. Ainsi, du moins dans un sens strict, le mouvement critique et la crise elle-même n'ont pas lieu dans ces maladies.

Le médecin remplace par des médicamens fondans et atténuans, qui rendent mobile la matière morbifique, la coction que la nature opèreroit dans d'autres maladies; et quand le foyer du mal est susceptible d'être expulsé, il produit artificiellement, par le moyen d'un vomitif ou d'un émético-cathartique, le mouvement critique et la crise.

Ainsi, de même que dans les maladies inflammatoires le travail de la coction et de la crise devient presque entièrement celui de la nature seule; de même dans les fièvres gastriques il est confié presque en totalité au médecin. Celui-ci aide la nature dans quelques circonstances seulement des maladies inflammatoires, et dans le plus grand nombre il n'est que le spectateur oisif des efforts qu'elle fait : au lieu que dans les maladies gastriques produites par un appareil d'humeurs la nature fait peu, et le médecin fait beaucoup.

Mais un point qui quelquefois tient long-temps et fortement le médecin en suspens, c'est de savoir si une pleurésie est *bilieuse*, ou *inflammatoire*, ou mixte : car la manière d'être de ces maladies n'est pas toujours telle, qu'elles n'ayent pas beaucoup de choses communes entr'elles, et que l'une ne prenne pas très-souvent l'apparence de l'autre.

Mais des erreurs dans le diagnostic entraînent nécessairement des fautes très-graves dans le traitement. Afin donc d'établir un diagnostic certain de la vraie ou de la fausse pleurésie, on devra considérer :

1° Quelle est l'épidémie régnante. A la vérité, cela est souvent difficile, à moins que l'on n'ait un grand nombre de malades à traiter. C'est par cette raison que l'affluence des malades dans les hôpitaux sert à faire connoître parfaitement les épidémies, si elles augmentent, si elles se maintiennent, si elles diminuent.

Pendant tout le printemps dernier, la saburre des premières voies et les fièvres de plusieurs espèces qui en proviennent furent dominantes : cependant cette saison, redoutable en général par les maladies inflammatoires, imprimoit assez souvent un certain caractère de phlogose aux maladies bilieuses. Instruit donc par l'épidémie régnante, je fis attention principalement à l'état des premières voies, que je trouvai presque toujours attaquées de ce vice épidémique, quelle que fût d'ailleurs la maladie de l'individu.

Je ne puis m'empêcher, à cette occasion, de louer l'habitude qu'ont plusieurs médecins de consigner avec soin, mois par mois, dans leurs journaux, non-seulement l'état général de la santé, les maladies qui ont dominé, celles qui ont commencé à paroître, celles qui se sont ralenties, celles qui ont cessé entièrement, mais encore les différentes variations qu'a éprouvées l'atmosphère. Si un plus grand nombre de gens de l'art vouloit donner plus d'attention à chacun de ces objets, et composer comme des espèces d'éphémérides ; on auroit bientôt formé une collection immense d'observations, desquelles résulteroient quelques règles certaines sur le rapport de l'état de l'atmosphère avec celui de la santé bonne ou mauvaise.

2° Afin de ne pas se tromper dans le diagnostic de la pleurésie ou de la péripneumonie bilieuse, il est nécessaire d'avoir bien présens à la mémoire les symptômes de ces maladies de poitrine, que j'ai exposés plus haut.

3° L'état précédent de la santé peut donner plusieurs renseignemens. En effet, la vraie pleurésie inflammatoire attaque ordinairement les hommes les plus robustes, et au moment qu'ils s'y attendent le moins. La fausse pleurésie bilieuse, au contraire, est lente dans sa marche, et elle s'annonce longtemps auparavant par la perte de l'appétit et par des signes du mauvais état des premières voies.

4° Cette dernière maladie s'observe plus fréquemment chez ceux qui se nourrissent de crudités, comme la partie pauvre du peuple, ou chez ceux qui ont un estomac foible et débile, ou qui ont reçu de la nature un tempérament bilieux.

5° Une observation qui contribuera encore beaucoup à assurer le diagnostic, c'est qu'il est rare que, dans la pleurésie et la péripneumonie bilieuses, la toux et l'inspiration augmentent la douleur, tandis que le contraire a lieu dans l'affection vraiment inflammatoire des poumons. En outre, dans la pleurésie bilieuse, les crachats sont rarement teints de sang, à moins que la toux ne soit assez forte pour que ses efforts expriment un peu de ce fluide.

6° Dans la fausse pleurésie, le creux de l'estomac, les hypochondres, l'abdomen et les lombes sont très-affectés : ils ne le sont pas autant dàns la vraie.

7° Une diarrhée bilieuse se déclare souvent long-temps avant la maladie bilieuse, et non avant celle de l'espèce inflammatoire, si ce n'est accidentellement.

8° Soit avant, soit même dans le commencement de la pleurésie bilieuse, les urines des malades sont non pas rouges, mais jaunes (à peu près comme le jaune d'œuf), bilieuses, et souvent elles déposent un sédiment ou glaireux ou briqueté. Mais dans la vraie inflammation des poumons, elles sont rouges, très-peu abondantes, et ne déposent point.

9° La véritable pleurésie est accompagnée d'une fièvre continue, avec un léger redoublement le soir pour l'ordinaire et sans frissons vagues : tandis que la fièvre de la pleurésie bilieuse est le plus souvent de la classe des continues rémittentes, ses accès étant ou réguliers ou irréguliers, revenant ou tous les jours, ou tous les deux jours, ou tous les trois jours, ou même plusieurs fois le même jour.

10° Le pouls dans la vraie pleurésie est fort, dur, et comme dit Forestus, *il s'enfonce dans le doigt.* Mais il est mou, et plus ou moins accéléré, selon les individus, dans la pleurésie bilieuse exquise et sans complication.

Après avoir exposé ces différences, je considè-
rerai les symptômes qui sont communs aux deux
espèces de pleurésie, et qu'il faut d'autant mieux
connoître, que très-souvent ils entraînent le médecin dans des erreurs funestes aux malades. Ces
symptômes sont à peu près les suivans :

1° *L'amertume de la bouche.* On l'observe
dans presque toutes les pleurésies bilieuses ; mais
quelquefois elle ne se manifeste pas, quoiqu'une
saburre bilieuse abondante surcharge les premières
voies : tandis que parfois on la rencontre dans la
véritable inflammation des poumons, chez des malades qui n'ont aucune affection bilieuse. On doit
donc bien prendre garde de ne pas conclure trop vîte
de l'existence de ce seul symptôme, que la saburre
bilieuse est la maladie principale, et de suivre un
traitement qui deviendroit funeste au malade.

2° Un symptôme souvent incertain, et commun
à l'une et à l'autre maladies, ce sont les nausées et le
vomissement. En effet, il arrive assez fréquemment
que le poumon, affecté d'une véritable inflammation,
affecte lui-même sympathiquement le diaphragme,
l'estomac et l'œsophage placés dans son voisinage, et
que de cette manière il excite soit des envies de vomir,
soit même le vomissement. Ainsi, comme les nausées
et le vomissement peuvent venir d'une cause idiopa-
thique existante dans l'estomac ; de même cet organe peut quelquefois être agité sympathiquement
par l'inflammation des poumons.

3º La bile elle-même, rejetée par ce vomissement spontané, est un symptôme insuffisant pour établir l'existence d'une pleurésie bilieuse, si d'autres symptômes ne concourent pas avec lui : car tout vomissement, sur-tout s'il est un peu violent, fera refluer la bile dans l'intestin et dans l'estomac, d'où elle sera chassée par en haut ; et cela arrivera même à l'homme le mieux portant d'ailleurs.

4º Un symptôme souvent trompeur, c'est la rougeur de la face et des joues, que l'on remarque également dans la vraie pleurésie et dans la fausse. On conçoit aisément, et sans explication ultérieure, pourquoi elle existe dans la première. Mais l'observation de Baillou est certaine, et je l'ai souvent vue confirmée par les miennes, savoir, que les malades dont l'estomac et les intestins sont surchargés de saburre, ont quelquefois à la vérité le teint pâle et tirant sur le vert, mais que le plus souvent ils l'ont rouge au point même que le blanc des yeux est injecté. Hippocrate avoit aussi observé que ceux dont le visage est rouge ou sont sanguins et pléthoriques, ou (ce qui a rapport à notre sujet) ont le ventre embarrassé par d'anciens excrémens. Mais et la pâleur des joues et la couleur verdâtre du visage n'appartiennent pas exclusivement à la pleurésie bilieuse.

En effet, on observe des péripneumonies inflammatoires très-violentes, dans lesquelles cependant le visage est très-pâle, les yeux sont légèrement jaunes,

et tout le corps de cette couleur que les Grecs appeloient χλωρον, comme qui diroit vert pâle. C'est la
sérosité altérée par l'inflammation, et qui fait paroître
la couenne jaunâtre dans la poilette, qui colore ainsi
les malades en jaune verdâtre. Prenons donc garde
que la couleur du visage ne nous fasse commettre
des erreurs dans le diagnostic.

5° Un symptôme qu'il n'est pas rare d'observer
dans l'une et l'autre espèces de pleurésie, ce sont
les crachats teints de sang. Cependant ce symptôme
est bien plus ordinaire dans la pleurésie et dans la
péripneumonie inflammatoires. Mais, si dans la
fausse pleurésie une toux forte et continuelle agite la
poitrine, si en outre les vaisseaux de cet organe se
trouvent avoir été, précédemment à la maladie, affoiblis et relâchés, les efforts violens pour tousser feront
sortir du sang des vaisseaux qui se rompent, de la
même manière absolument que dans une toux gastrique le mouvement forcé des poumons fait quelquefois rendre beaucoup de sang par la bouche et
par les narines.

On a vu jusqu'à présent à quels signes, dans un
cas douteux, le médecin peut distinguer une maladie de poitrine bilieuse déguisée d'une maladie inflammatoire, *une pleurésie bilieuse d'une vraie
pleurésie inflammatoire ;* et combien il importoit
de ne se pas tromper sur le diagnostic.

Mais quelquefois la cause du mal est si cachée,
les symptômes sont si compliqués, qu'on a autant

de raison de supposer l'existence d'une fausse pleurésie, que celle d'une pleurésie inflammatoire. Dans
cet état de choses, où le médecin flotte dans l'incertitude du parti qu'il doit prendre, c'est une question bien importante de savoir ce qu'il doit tenter
ou plutôt ne pas tenter.

Le devoir du médecin, qu'Hippocrate a renfermé tout entier dans cette maxime, *être utile, ou
du moins ne pas nuire* (οφελεειν, η μη βλαπτειν),
sera rempli alors avec la dernière seulement des deux
conditions, *ne pas nuire* (μη βλαπτειν). Quelques
moyens conviennent sans doute également aux deux
maladies, et ces moyens sont :

1° Des boissons abondantes avec le miel, le
vinaigre et un sel neutre en petite quantité.

2° Un fréquent usage des lavemens, afin de dé-
barrasser les intestins de la saburre qui pourroit y
être contenue.

3° L'expectation, qui seule fera connoître la nature de la maladie.

4° Une petite saignée de quatre, cinq, six
onces convient souvent dans les deux cas, puisque,
même dans la pleurésie bilieuse, le système sanguin artériel et veineux est quelquefois trop plein,
sur-tout quand la fièvre est violente, de manière
à faire appréhender des accidens de ce mouvement
trop augmenté de la circulation. L'inspection du
sang, le soulagement nul ou momentané, la diminution ou l'augmentation de la maladie à la suite

de la saignée fourniront peut-être quelque nouvelle indication.

Ne vaut-il pas mieux employer cette méthode, quoiqu'indirecte et incomplète, que de ne rien faire, ou de risquer des moyens dangereux ?

Tout ce que je viens de dire sur la pleurésie et la péripneumonie fausse bilieuse s'accorde parfaitement avec la doctrine que d'anciens médecins, célèbres dans leur art et instruits par une longue expérience, nous ont laissée. Baillou assure que la majeure partie des pleurésies doit être traitée non par la saignée, mais par les remèdes qui débarrassent le système gastrique. Voici ses propres expressions : « On voit beaucoup plus de pleurésies
» et de douleurs de côté venant par congestion
» d'une humeur excrémentitielle sur le poumon et
» le thorax, ou du reflux par orgasme d'une hu-
» meur ténue du bas-ventre, que de la tête et des
» parties supérieures, ce qu'il faut distinguer avec
» soin : car la plupart des médecins n'osent pas
» purger et lâcher le ventre ; et cependant ce moyen
» est plus utile que la saignée ; et même on ne
» doit point saigner dans ce cas, ou tout au plus
» une seule fois, principalement si ces douleurs de
» côté se montrent pendant l'hiver et dépendent
» d'une humeur crue et froide. La saignée ne
» convient alors en aucune manière ». Il ajoute peu
après : « Lorsque des douleurs vagues occupent les
» fausses côtes, et que par la continuation des

» membranes elles s'étendent quelquefois jusqu'aux
» mamelles et aux parties antérieures de la poi-
» trine, il faut examiner soigneusement si elles
» n'ont pas lieu ainsi à raison des vapeurs qui s'é-
» lèvent du foyer de saburre qui est dans le bas-
» ventre, ou bien si leur cause a son siége dans
» les parties supérieures, ou enfin dans le thorax
» lui-même. On est dans l'usage de saigner, quelle
» que soit l'origine de la douleur, et on a tort.
» Qui est-ce qui ignore, en effet, que, si sa cause
» existe dans l'abdomen, non-seulement la sai-
» gnée n'est pas utile, mais même qu'elle est nui-
» sible, parce qu'elle attire la matière morbifique
» des parties inférieures, et que si la pleurésie
» n'existe pas encore, elle l'accélère ».

Baillou désigne encore très-bien dans un autre
endroit cette espèce de pleurésie et de péripneumonie dont je parle, lorsqu'il dit : « Les malades
» se plaignent en même-temps, pour la plupart,
» de douleur à la poitrine et à l'estomac, et ils
» disent qu'ils ne peuvent respirer. Aussitôt, d'a-
» près l'opinion du vulgaire des médecins, on a
» recours à la saignée : mais l'événement prouve
» qu'on n'a rien gagné ou bien peu ; tandis que,
» s'il survient un choléra ou une diarrhée, ou si
» l'on donne un purgatif, les douleurs ne tardent pas
» à diminuer. Ainsi donc la saburre et l'engorge-
» ment des hypochondres produisent des douleurs
» qui n'affectent la poitrine qu'à raison de la sym-

» pathie du diaphragme, et parce qu'il y a dans la
» poitrine une membrane qui est commune et à ses
» parois et à la face convexe du diaphragme ». Ce
choléra, que Baillou regardoit comme une véritable
crise de la pleurésie bilieuse, l'art, qui imite la
nature, le produit par le moyen d'une préparation
émétique antimoniale.

Mai. Ce mois fut froid et sec : il y eut beaucoup
de vent. On observa principalement un grand nombre
de fièvres intermittentes : mais il y eut aussi beaucoup de rhumatismes, d'angines et de pleurésies.

Les fièvres intermittentes, tierces pour la plupart, furent guéries par les fondans et le vomitif,
en sorte qu'on eut rarement besoin du quinquina,
et seulement lorsqu'elles résistoient aux évacuans
répétés. Il y avoit des continues rémittentes, qui
observoient le type des tierces, et qui, après qu'on
eut employé le vomitif précédé par des fondans,
se réglèrent d'abord comme elles, et ensuite disparurent tout-à-fait. On en vit cependant plusieurs
dont les redoublemens n'étoient point réguliers,
ayant lieu tous les jours, chaque troisième jour, et
même plusieurs fois dans un jour.

Quelques malades qui, pendant vingt jours de
suite et même davantage, se plaignoient d'un froid
et d'un frisson général presque continuel, étoient
aussi soulagés par l'usage des fondans suivis d'un
vomitif. Certaines fièvres continues rémittentes restèrent dans le même état, malgré le vomissement

réitéré de beaucoup de matières bilieuses. Cela arriva particulièrement à ceux qui étoient déjà précédemment affoiblis, ou qui avoient l'estomac débile; à ceux qui depuis plusieurs semaines étoient tourmentés de frissons continuels, de manque d'appétit, et d'autres accidens qui ont coutume de provenir d'un estomac surchargé; à ceux qui, égarés par des préjugés vulgaires, avoient cherché à surmonter, par l'usage du vin, en continuant et même en forçant leurs travaux ordinaires, une maladie déjà profondément enracinée dans leurs entrailles; enfin à ceux qui, par des saignées faites mal à propos, avoient plutôt abattu leurs forces que la maladie. Une langue sèche et aride, et d'autres symptômes annoncèrent que la malignité alloit survenir. Mais le quinquina uni au camphre les préserva de ce danger.

J'observai aussi des fièvres masquées. En voici deux exemples extraits de mon journal. Un chirurgien, âgé de vingt-deux ans, vint à l'hôpital ayant depuis quatre jours un coryza avec sécheresse et embarras dans les narines, et une douleur à la racine du nez. Il étoit d'une complexion bonne et replète. Il nous raconta que la veille il avoit eu du frisson, ensuite beaucoup de chaleur, et qu'il s'étoit fait saigner. Le matin de son arrivée, il se sentit mieux; il avoit le pouls vif, peu de soif, la tête pesante, le goût et l'odorat perdus, la langue blanche, tout le visage très-rouge. On lui donna la décoction d'orge avec l'oximel, et on lui recommanda de fomenter la membrane de Schneider, en aspirant par le nez une décoction émolliente tiède. Depuis le milieu du même jour jusqu'au milieu de la nuit à peu près, il éprouva une pesanteur de tête particulière, qui se termina par une sueur abondante. Le jour suivant, l'état du pouls et la complexion du malade paroissant indiquer le besoin d'une saignée, on la fit : mais entre midi et une heure il eut froid, et il sentoit vers le sinus frontal gauche une douleur forte et presque insupportable, qui se termina par la sueur, à onze heures du soir environ. Les narines continuoient d'être sèches ; mais on n'observoit aucun autre symptôme pénible à supporter. Le troisième jour, à la même heure que la veille, et aussi après un frisson, il survint une douleur cruelle au sinus frontal du côté droit, laquelle cessa spontanément à l'heure ordinaire. Mais ce même jour, la langue fut tant soit peu bilieuse, la bouche légèrement amère de temps à autre ; il eut des renvois, quelquefois amers. A la fin de l'accès, on lui donna l'émétique qui lui fit rendre beaucoup de matières jaunes et vertes. De ce moment les redoublemens n'eurent plus lieu ; et long-temps après je vis ce jeune homme qui n'avoit plus la fièvre, et se portoit très-bien.

Une fille âgée de trente-quatre ans, ayant éprouvé pendant vingt jours de la perte d'appétit, et des frissons qui alternoient avec des mouvemens de chaleur, se fit saigner sans demander conseil. Elle

se trouva plus mal. Il lui survint une douleur de
tête, qui depuis midi jusques bien avant dans la nuit
augmentoit considérablement, avec des frissons et
une chaleur très-incommodes dans la soirée. Elle
avoit des envies de vomir, de l'amertume dans la
bouche, des rapports amers. Ayant pris de l'émétique, elle vomit beaucoup de matières bilieuses,
et eut quelques selles. Le jour suivant, après midi,
la douleur vers les tempes et le sommet de la tête
reparut, avec des frissons, et une sueur froide générale. Cependant elle fut bien moins forte que
les jours précédens. Comme elle prenoit de quoi entretenir la liberté du ventre, la céphalalgie, qui,
dans les premiers jours, l'avoit fait souffrir cruelle-
ment, devint et plus courte et plus douce, et enfin
céda au quinquina.

Ces deux observations prouvent que la cause de
ces fièvres masquées avoit son siége principal dans
le système gastrique. Quoique le sujet de la seconde
n'ait pas été guéri par le vomitif seul, cependant
ce remède fit que les redoublemens devinrent moins
forts. D'ailleurs, comme le pense le célèbre Casimir,
le quinquina lui-même ne guérit les fièvres qu'à
raison de sa vertu tonique, et en corrigeant l'excès
d'irritabilité de l'estomac et des intestins.

Il suit encore de là, que dans les fièvres masquées il ne faut pas toujours se fier uniquement au
quinquina. Car de même que l'on guérit surement
et assez promptement la plupart des fièvres inter-

mittentes par une autre méthode que celle du quinquina, de même dans le plus grand nombre des
fièvres masquées on peut se passer de ce fébrifuge,
et employer assez heureusement d'autres moyens.
Cependant, lorsque la fièvre, en se cachant sous le
masque d'un symptôme grave et dangereux, fait
craindre pour la vie elle-même, il faut chasser l'en-
nemi qui déjà livre l'assaut, et, rejettant tout secours incertain, recourir au quinquina.

J'observai pendant ce mois des rhumatismes variés, qui affectoient très-vivement les principales articulations, et les muscles intermédiaires.

Cette maladie attaquoit ordinairement à l'impro-
viste, sans même être précédée, comme la goutte,
de la perte de l'appétit, et sans que les accès fussent
réguliers d'aucune manière.

Je n'ai vu que très-peu de rhumatismes qui fussent sans fièvre.

La douleur occupoit assez souvent les vertèbres
lombaires ; d'où résultoit par conséquent un *lom-
bago rhumatismal.*

Affectant chez plusieurs malades l'articulation du
fémur, elle descendoit le long de la face externe
de la cuisse et de la jambe jusqu'aux malléoles. C'étoit
la *sciatique rhumatismale.*

La même humeur rhumatisante, quand elle se
jetoit sur les paupières et les parties voisines de l'œil,
et sur l'œil lui-même, occasionnoit une *ophthalmie
séreuse.*

F 2

Les *coryza*, les *migraines rhumatismales*, les *douleurs de dents*, d'*oreilles*, les *fluxions sur les joues*, les *enrouemens*, et les *catarrhes de poitrine* proprement dits n'avoient pas une autre origine.

J'ai guéri une douleur d'estomac rhumatisante, ou *gastritis rhumatismal*; j'ai aussi guéri un *enteritis* de la même nature.

Je place ici les pleurésies rhumatismales, qui furent très-nombreuses dans ce mois, et seulement sporadiques dans les autres saisons de l'année.

Dans le rhumatisme fébrile, la couenne du sang fut toujours très-inflammatoire, et si épaisse qu'on apercevoit à peine un peu de sang ou de partie rouge. Cette couenne étoit et moins considérable et moins épaisse dans toutes les autres maladies inflammatoires, quelque graves qu'elles fussent.

J'ai aperçu plusieurs différences entre l'inflammation qui accompagne le rhumatisme fébrile et celle des autres maladies inflammatoires; en sorte que *l'inflammation rhumatismale* ne m'a point paru être la même que celle que l'on peut appeler la *vraie inflammation*.

La différence qui existe entre elles étoit prouvée par des faits multipliés, et comme on dit, par les résultats. De nouvelles observations viennent tous les jours se joindre aux anciennes.

1°. *L'inflammation rhumatismale* est en général bien moins dangereuse, et à moins qu'elle n'attaque des organes essentiels, elle tue rarement : la *vraie inflammation* est plus grave et plus souvent mortelle.

2° L'inflammation rhumatismale , même lorsqu'elle est déjà fort ancienne , se termine ordinairement par une résolution bénigne , et elle n'observe point les lois de la coction, ni celles des crises. C'est ce que j'ai observé constamment dans la pleurésie rhumatismale , lorsque la matière occupoit non-seulement les muscles intercostaux et la plèvre , mais même les poumons.

3° Quoique le cerveau, comme étant un organe dont l'intégrité est très-nécessaire à la vie , soit affecté d'une manière infiniment grave, et même pour l'ordinaire promptement mortelle , par *l'inflammation rhumatismale ;* celle-ci cependant attaque avec bien moins de risques d'autres parties très-importantes , sur lesquelles la vraie inflammation ne se fixeroit qu'en mettant la vie dans le plus grand danger. C'est ainsi que la *véritable inflammation* des intestins est placée avec raison parmi les maladies les plus aiguës , puisqu'elle tue dans l'espace de quelques heures : tandis que j'ai vu une inflammation rhumatismale de l'estomac, et une autre des intestins durer fort long-temps , n'être point accompagnées d'accidens absolument graves , et se terminer enfin par une résolution bénigne. Cependant le sang sorti de la veine étoit couvert d'une couenne si épaisse, qu'on apercevoit à peine un peu de la partie rouge.

4° *La vraie inflammation* se termine ordinai-

rement en peu de jours, quel qu'en soit le résultat.
Rien de plus rare que ces *inflammations vraies et
en même-temps chroniques* dont j'aurai dans la suite
occasion de parler. Mais le *rhumatisme* se prolonge
souvent pendant plusieurs semaines; et rarement se
termine-t-il en peu de temps, lorsqu'il est abandonné
à la nature.

5° Quoique l'inflammation rhumatismale attaque
quelquefois une partie bien distincte, cependant pour
l'ordinaire elle se répand à l'entour.

La longueur du rhumatisme fébrile, la violence
de la douleur, et l'impuissance de tout mouvement
tourmentèrent beaucoup les malades ; et même, la
maladie terminée, il leur restoit un engourdissement dans les membres, et une moindre aptitude
au mouvement. Un ou deux malades, quoique depuis long-temps sans fièvre, et libres dans leurs mouvemens, éprouvoient un certain sentiment de douleur qui résistoit à tous les remèdes.

Les médecins ont multiplié les méthodes de traitement de cette maladie très-douloureuse et très-
ennuyeuse. Après les avoir essayées pendant quelque
temps, je me suis borné ensuite à celle qui m'avoit
paru préférable, laissant de côté toutes les autres.

Je suivois quelquefois la pratique de Sydenham,
qui saignoit dans cette espèce d'inflammation aussi
hardiment que dans la véritable péripneumonie,
et qui donnoit en même-temps d'autres remèdes
doués d'une vertu rafraichissante. Mais la longueur

du mal éluda souvent ce traitement actif, et les forces se trouvoient plutôt abattues que la maladie. Des malades restoient plusieurs semaines sans pouvoir se remuer.

Sydenham ayant éprouvé sur lui-même l'inefficacité de sa méthode, s'abstint de faire répéter les saignées, et résolut de tenter d'autres moyens, soit pour ménager le sang des malades, soit principalement pour obtenir une guérison et plus prompte et plus certaine. Il leur faisoit prendre beaucoup de petit lait, et ne leur permettoit pendant plusieurs jours que du pain de fine fleur de farine.

Par ce moyen, sans grande effusion de sang, et en beaucoup moins de temps, lui et d'autres médecins guérissoient fréquemment des rhumatismes très-douloureux.

J'ai guéri moi-même assez promptement une inflammation de l'estomac et une autre des intestins, toutes les deux rhumatismales, d'abord avec une saignée, et ensuite avec le petit lait seul et une diète très-légère. Le sang de ces malades étoit éminemment inflammatoire.

Quelquefois, à l'exemple d'autres médecins, je donnois en grand lavage des diaphorétiques variés, et ensuite je tâchois, par un régime chaud, de chasser la matière morbifique par les vaisseaux situés à la superficie du corps. Mais le plus souvent la maladie résistoit à tous mes efforts.

Quand le mal étoit ainsi rebelle, je l'attaquois de

différentes manières. Mais, en cessant, il paroissoit plutôt s'être détruit lui-même, qu'avoir cédé aux remèdes.

. Lorsque la matière rhumatisante s'étoit déposée et fixée fortement sur une partie, j'appliquois avec un très-grand succès un vésicatoire le plus près possible de l'endroit douloureux. Par exemple, dans *l'ophthalmie séreuse*, que j'ai déjà dit appartenir aux rhumatismes locaux, un vésicatoire à la tempe répondit à mes espérances.

Une migraine, produite par la répercussion de l'humeur d'une ophthalmie séreuse, fut guérie par un vésicatoire placé auprès du siége de la douleur, et que l'on entretint pendant long-temps, au moyen d'un onguent digestif avec addition d'un peu de savon.

Un vésicatoire à l'angle de la mâchoire faisoit disparoître assez promptement un mal de dents de nature séreuse ou rhumatismale; car c'est dans cet endroit que le nerf qui distribue des rameaux aux racines des dents pénètre dans l'os de la mâchoire. Les cantharides le débarrassoient de la sérosité rhumatismale qui l'irritoit.

Un sinapisme ou un vésicatoire appliqué sur toute la partie antérieure du col adoucissoit singulièrement les maux de gorge, quelque graves qu'ils fussent, et rétablissoit en quelques heures la faculté d'avaler qui avoit été suspendue.

Une maladie digne d'être remarquée, c'étoit la

pleurésie rhumatismale, soit à raison de ses symptômes, soit à raison de la manière de la traiter. Les signes servant au diagnostic que j'ai rassemblés sont les suivans :

1° Elle étoit précédée ordinairement de douleurs déchirantes aux extrémités tant supérieures qu'inférieures : ces douleurs étoient rhumatismales.

2° Elles persistoient souvent, après que la pleurésie s'étoit déclarée.

3° Cette pleurésie commença quelquefois sans frissons, ou seulement avec un froid léger et de peu de durée ; tandis que la vraie pleurésie commençoit presque toujours par un froid violent de quelques heures.

4° La douleur de côté se déclaroit sur le champ avec ces légers frissons, lorsqu'au contraire dans la pleurésie inflammatoire le point de côté ne se faisoit sentir que quelques heures après le froid violent.

5° Dans la pleurésie rhumatismale, la douleur s'étendoit à la région précordiale, au bas ventre, souvent à tout le thorax, et entre les épaules : mais dans l'autre elle se concentroit dans un espace moins étendu.

6° La douleur de la pleurésie rhumatismale changeoit souvent de place : elle étoit plus fixe dans la vraie pleurésie.

7° Dans la première, on ne pouvoit presque jamais supporter le toucher des parties douloureuses : c'étoit le contraire dans la seconde.

8º Dans la pleurésie rhumatismale, les malades se couchoient assez facilement sur le côté sain, et dans la pleurésie inflammatoire avec beaucoup de peine.

9º Le sentiment d'oppression et de difficulté à respirer étoit nul ou très-léger dans la première espèce, et très-marqué dans la seconde.

10º La langue et le fond de la bouche étoient ordinairement blancs et couverts de mucosité dans l'affection rhumatismale; tandis que dans l'inflammatoire ces parties étoient sèches.

11º Dans la vraie pleurésie, la peau étoit plus sèche, ainsi que les narines; les yeux étoient ternes, les urines rouges, en petite quantité, le ventre resserré : aucun de ces symptômes n'avoit lieu dans la pleurésie rhumatismale, ou du moins il étoit plus modéré.

12º Les vraies pleurésies furent souvent, dans le commencement, *sèches* et sans excrétion de crachats : les malades rendoient très-rarement des crachats muqueux, jaunes, sanguinolens. Il étoit très-rare, au contraire, que les pleurésies rhumatismales fussent sèches; mais la toux, des crachats muqueux, visqueux, avec des filets de sang, avoient lieu dès l'invasion de la maladie. Le sang dans les deux espèces de maladies fut très-inflammatoire, avec cette seule différence que dans la deuxième espèce la couenne étoit ordinairement plus épaisse et plus considérable, en sorte que l'on n'apercevoit que peu de la partie rouge, ou même point du tout, tandis que dans la première elle sembloit se resserrer, ses bords se relevant tout autour.

13° La vraie pleurésie étoit plus aiguë, parcouroit ses périodes avec plus de danger pour le malade, s'assujettissoit à une crise, à un mouvement et à des jours critiques. La pleurésie rhumatismale se terminoit à la vérité par des crachats et des urines, mais sans que la nature observât aucune règle constante pour la solution de la maladie, qui souvent étoit emportée par des sueurs.

Le siége de l'inflammation rhumatismale dans cette espèce de pleurésie étoit dans la plèvre, dans les muscles intercostaux, et aussi dans les poumons eux-mêmes ; ce qui étoit prouvé pour ceux-ci par l'expectoration des crachats teints de sang.

J'ouvris dernièrement un homme qui avoit été attaqué de la pleurésie rhumatismale. Une partie de la matière rhumatisante, s'étant portée sur le cerveau et ses membranes, avoit occasionné la phrénésie et une mort très-prompte. Si on peut conclure quelque chose de cette seule ouverture sur l'état des poumons dans l'inflammation rhumatismale, on dira que cet organe oppose alors une certaine dureté au scalpel, mais moindre que dans la vraie inflammation.

Cette dureté que l'on rencontre dans les poumons enflammés soumis à la dissection peut se comparer à celle du foie ; leur couleur est aussi alors d'un beau rose. En outre, quand on en coupe une partie, et qu'on la jette dans l'eau, elle gagne le fond; ce qui n'a pas lieu du tout pour les poumons des rhumatisans, ou du moins plus difficilement et plus tard. Ceux-ci d'ailleurs ont la couleur ordinaire, si ce n'est qu'ils sont parsemés de quelques filamens rosés.

Le traitement consistoit,

1° Dans une ou plusieurs saignées, selon que les circonstances l'exigeoient;

2° Dans une boisson émolliente, nitrée, tiède;

3° Dans une prompte application des vésicatoires sur le lieu de la douleur, ou même sur tout autre. Quelquefois la méthode anti-phlogistique suffisoit seule, sans qu'il fût besoin du vésicatoire. Mais, lorsque la violence de la douleur (car elle est très-souvent plus forte que dans la vraie pleurésie) ne diminuoit point par les saignées, un large vésicatoire appliqué sur l'endroit souffrant ou entre les deux épaules l'enlevoit bientôt complétement. Il s'écouloit à peine trois quarts d'heure, que le malade disoit déjà ne plus ressentir aucune douleur. Il paroîtroit de là que le soulagement seroit plutôt dû à l'absorption du stimulus âcre des cantharides, qu'à l'érosion produite après un temps plus long sur l'endroit affecté. Les sinapismes ont-ils la même propriété? c'est sur quoi l'expérience n'a pas encore prononcé.

Le kermès produit de très-bons effets dans la pleurésie rhumatismale, à l'époque où, la fougue de la maladie étant rabattue, l'humeur des crachats n'est pas encore suffisamment atténuée. Mais il ne faut pas trop se hâter de le donner, ni aucun autre expectorant tiré des minéraux. Car, lorsque l'état du malade est à peu près assuré, il arrive qu'un remède expectorant, administré trop tôt, excite un nouveau mouvement fébrile, contre lequel on a besoin de la saignée.

Tel étoit le traitement de la maladie, quand elle étoit simple et sans aucune complication. Mais souvent j'avois à détruire une saburre bilieuse ; la pleurésie étoit en même-temps bilieuse et rhumatismale. Alors il falloit examiner quel étoit le vice prédominant, le rhumatisme ou la bile, s'opposer d'abord tantôt à l'un, tantôt à l'autre ; employer une méthode composée comme la maladie elle-même l'étoit.

J'ai vu quelquefois la pleurésie rhumatismale compliquée avec l'inflammatoire, et se confondre avec elle.

Je crois que la discussion qui s'est élevée entre quelques auteurs sur l'usage des vésicatoires dans la pleurésie peut se terminer facilement, si l'on convient qu'ils sont nuisibles dans la *vraie pleurésie*, sur-tout dans son état de crudité, et qu'ils sont utiles dans la pleurésie rhumatismale. C'est aussi ce que prouve constamment une pratique réfléchie.

On objectera peut-être qu'on n'a jamais mis en question si le vésicatoire convient dans la *pleurésie rhumatismale*, puisque de tout temps on en est convenu ; mais bien dans la *pleurésie vraie*, inflammatoire et essentielle. Je répondrai que dans l'enseignement médical, celle que j'appelle *rhumatismale* est distinguée avec soin de l'inflammatoire: mais qu'auprès du lit des malades, et à leur grand malheur, on les confond souvent l'une avec l'autre; parce que dans la première, une fièvre violente, une douleur de côté atroce, et d'autres symptômes simulent tellement la pleurésie vraie et inflammatoire, que la méprise en devient très-facile et comme journalière.

Mais est-il si difficile de les distinguer, que des médecins exercés s'y soient mépris tant de fois et s'y méprennent encore tous les jours, qu'ils ne sachent pas différencier l'inflammation du rhumatisme ? On n'en sauroit douter, soit à cause de la ressemblance presque complète dans les symptômes de l'uné et de l'autre de ces maladies, soit d'après l'autorité de Sydenham. En effet, ce grand homme, dans son cinquième chapitre qui revient parfaitement à notre sujet, montre bien clairement combien il est facile, des deux espèces de pleurésie, de n'en faire qu'une seule, quel mal résulte de cette confusion, et quelle méthode de traitement est indiquée. C'est lorsqu'il décrit de la manière suivante la constitution de la fin de l'automne et du commencement de l'hiver de 1675: « Le temps fut, contre son ordinaire, doux et » chaud, presque comme celui de l'été, jusques » vers les derniers jours *d'octobre*. Ayant changé » alors tout à coup pour devenir froid et humide,

» il y eut un si grand nombre de toux, que je ne me
» souviens pas d'en avoir jamais vu autant : per-
» sonne n'en étoit exempt. De même que la toux
» concouroit avec la constitution pour produire la
» fièvre, de même la fièvre, par la facilité que lui
» en donnoit la toux, se jetoit sur la plèvre et sur les
» poumons, comme elle s'étoit jetée sur la tête,
» immédiatement avant la naissance de ces toux.
» Ce changement si imprévu dans les symptômes
» fut cause que ceux qui n'y avoient pas fait assez
» d'attention *regardèrent cette fièvre comme une*
» *pleurésie ou une péripneumonie essentielle,*
» quoiqu'elle fût la même absolument qu'elle avoit
» été pendant tout le cours de la constitution. *Et*
» *quoique le point de côté, la difficulté de res-*
» *pirer, la qualité du sang, et les autres signes*
» *ordinaires de la pleurésie parussent indiquer*
» *une pleurésie essentielle,* cependant cette ma-
» ladie n'exigeoit pas un autre traitement que celui
» qui convenoit à la fièvre de la constitution ré-
» gnante ; tandis que celui de la vraie pleurésie lui
» étoit très-contraire ».

Que l'on compare maintenant ce que j'ai dit avec
cette citation de Sydenham, et l'on verra clairement
que la pleurésie qu'il décrit étoit de la même nature que notre pleurésie rhumatismale, et que mon
traitement ne diffère pas davantage du sien. En
effet tout ce traitement consiste dans un régime
convenable, dans la saignée rarement répétée, et

dans le vésicatoire appliqué à la nuque. Quand on le suivoit, « tous les symptômes disparoissoient in-
» sensiblement, tandis que les médecins qui vou-
» loient attaquer la maladie à main armée, impé-
» tueusement, et avec un grand appareil de moyens,
» ou perdoient leurs malades, ou du moins étoient
» obligés de racheter leur vie, en multipliant les
» saignées beaucoup plus que le caractère de la ma-
» ladie ne le demandoit ou ne pouvoit le supporter
» sans danger ».

Ainsi les raisonnemens théoriques du célèbre Tralles, qui a si bien mérité de l'art de guérir, ne regardent que la pleurésie inflammatoire. Une expérience certaine et constante doit en faire rejeter toute application à l'espèce rhumatismale, quoique également dangéreuse, également accompagnée de symptômes fâcheux et pénibles, et quoique souvent elle ne puisse être distinguée de l'espèce inflammatoire que par l'homme le plus clairvoyant. J'ignore, à la vérité, comment il arrive que, malgré la fièvre, et quelquefois une fièvre très-forte, le vésicatoire, qui est un remède très-irritant, enlève la douleur et la fièvre dans la pleurésie rhumatismale ; mais l'observation exacte des faits, qui se passent autrement que nous ne comptions, doit l'emporter sur nos petits raisonnemens, quelque brillans qu'ils nous paroissent.

Mais comment le stimulus des cantharides agit-il sans inconvénient sur cette couenne inflammatoire

qui est tellement propre à cette espèce de pleurésie,
que son épaisseur est un de ses signes diagnostics ?
Comment en est-il de même de l'action de ce remède si âcre et si irritant sur la fièvre ? J'avoue toutes
ces difficultés ; j'en laisse l'honneur de la solution
à d'autres ; et il me suffit d'avoir bien établi la différence entre les deux espèces de pleurésie, et d'a-
voir appliqué à chacune d'elles le traitement qui lui
convient.

Les observations de Pringle sur la pleurésie et ses
succès ne me permettent pas de douter de l'efficacité des vésicatoires dans cette maladie. Mais les
passages de cet auteur que je rapporterai prouvent
que cette maladie étoit *rhumatismale*. En effet,
elle attaqua les soldats anglais dans la Belgique, en
1743, au printemps, lorsque les nuits étoient encore froides et nébuleuses, que dans le jour le soleil
étoit déjà chaud et agréable, qu'il y avoit des alternatives de chaud et de froid, et que l'armée étoit
campée sous la tente dans un terrain humide. Il y
eut une très-grande quantité de pleurésies et de
péripneumonies, et guères moins de rhumatismes ;
en sorte qu'à leur nombre à peu près égal à celui
des affections de poitrine, on pouvoit reconnoître
l'affinité de ces deux classes de maladies.

Outre cela, *la douleur du côté s'étendoit souvent si loin, qu'on l'auroit prise pour une inflammation des viscères abdominaux. On appliquoit
les vésicatoires au commencement de la maladie,*

1.   G

aussitôt après la première saignée, et même avant, mais peu de temps seulement. Ce moyen calmant la douleur, on jugeoit à propos de réitérer la saignée, à moins qu'il ne survînt une sueur qui la fît disparoître totalement : car alors il n'étoit plus besoin de remèdes (Pringle, troisième partie, §. 4).

Ce que je viens de citer s'accorde parfaitement avec la description que j'ai donnée de cette pleurésie, indique en même-temps le caractère de la maladie, et, malgré toute hypothèse contraire, doit faire prévaloir l'usage des vésicatoires, dont les observations de Pringle sur un si grand nombre de malades attestent la supériorité. J'ajouterai encore que ce grand médecin, convaincu par les ouvertures de cadavres publiées par Morgagni et Haller, ne plaçoit pas le siége de la maladie dans la plèvre, mais dans les poumons.

Voici maintenant les règles à observer concernant l'usage des vésicatoires dans la pleurésie.

1° Les vésicatoires sont presque un remède spécifique contre la pleurésie rhumatismale ; et on doit les appliquer dès le commencement, après une, ou quelquefois après deux saignées.

2° L'ampoule étant formée, il ne faut point provoquer la suppuration : on laissera donc l'épiderme. Les suppuratifs occasionnent des douleurs inutiles, et ils augmentent la fièvre : car ce n'est pas la suppuration qui est utile, mais le stimulus des cantharides.

3º Les malades éprouvent les effets avantageux des vésicatoires, sur quelque région du corps qu'on les applique. Cependant je préfère les appliquer entre les deux épaules : car le siége de cette pleurésie est le poumon , ou la membrane qui l'enveloppe, ainsi que je l'ai démontré ci-dessus.

4º Les vésicatoires irritent la vraie pleurésie, la pleurésie inflammatoire : il faut donc s'en abstenir, tant que l'inflammation est dans sa force.

5º Ce n'est pas qu'on doive y avoir recours dans cette espèce de pleurésie , aussitôt que l'on aura pratiqué une ou deux saignées. Je dirai même que tant qu'il existe de l'inflammation , quoique les saignées l'ayent beaucoup affoiblie , et qui plus est , tant qu'il reste un soupçon fondé et une crainte qu'elle ne se ranime , les vésicatoires sont dangereux.

6º Mais si l'inflammation est tout-à-fait abattue; si même le malade se trouve dans l'état opposé, c'est-à-dire, si l'excès d'élasticité et de tension de la fibre s'est changé en relâchement, la densité inflammatoire des humeurs en une viscosité froide, leur abondance en pénurie; si, outre cela, la matière à expectorer inonde et surcharge les poumons par sa trop grande quantité, ou les embarrasse par sa viscosité, et que les forces vitales soient insuffisantes pour la chasser, alors les vésicatoires fourniront un secours plus puissant qu'aucun autre.

7º Dans la pleurésie et la péripneumonie bilieuses, les cantharides sont nuisibles, tant que le système gastrique n'est pas net; parce qu'elles provoquent de mauvaises sueurs, resserrent le ventre, et excitent l'absorption de la saburre des premières voies dans le torrent de la circulation.

8° Mais si, après avoir évacué l'estomac et les intestins, la ténacité et la viscosité des crachats en rendent l'expectoration difficile, une boisson abondante, chaude, animée par un doux stimulant aromatique, et en même-temps l'application des vésicatoires rempliront toutes les indications.

J'ai très-souvent guéri des rhumatismes fébriles dans les lombes, la hanche et la cuisse. Il y a dans ces cas douleur à la cavité cotyloïde, et impuissance de mouvement. Cette douleur s'étend le long de la partie externe de la cuisse jusqu'à la tête du péroné, et même jusqu'aux malléoles. Quelquefois les lombes et les aines sont douloureux ; quelquefois aussi on ne ressent aucune douleur, mais un engourdissement de la cuisse, et impuissance de marcher. Dans ce cas, d'après la méthode de Cotunni, j'appliquois, et avec un avantage marqué, un large vésicatoire à la tête du péroné, ou à la partie externe du genou. Quelquefois on posoit le vésicatoire vers la cavité cotyloïde. On donnoit de légers diaphorétiques avec le sureau et l'antimoine diaphorétique non lavé, et on entretenoit long-temps les vésicatoires, en ajoutant un peu de savon à l'onguent digestif. La même méthode m'a réussi contre le rhumatisme lombaire.

J'observai aussi pendant ce mois, mais beaucoup plus rarement, cette autre espèce de rhumatisme, dont j'ai parlé ci-dessus en détail, et qui est occasionnée par la présence de la saburre bilieuse dans le système gastrique.

J'eus quelques malades affectés de douleurs de membres et de fièvre; ils présentoient tous des signes d'un appareil bilieux. Après l'effet du vomitif et l'évacuation de la saburre bilieuse, on voyoit disparoître tout à coup ces douleurs de membres.

J'ai déjà dit précédemment que cette espèce de rhumatisme, le rhumatisme bilieux produit par des particules âcres résorbées de l'estomac et déposées sur les membres où elles irritent les nerfs, s'observoit fréquemment dans les fièvres bilieuses, automnales, opiniâtres, sur-tout si elles avoient été coupées trop tôt avec le quinquina, avant que la matière morbifique eût été convenablement préparée et évacuée. J'ajouterai encore ici, que le malade qui a pris mal à propos l'écorce du Pérou est cependant, quoique débarrassé de sa fièvre, tourmenté de douleurs chroniques dans les membres, de cette maladie que Sydenham appeloit *rhumatisme scorbutique*, et qu'il croyoit provenir de l'usage trop long-temps prolongé de cette substance. Mais ce n'est point à elle qu'il faut les attribuer, c'est à son usage prématuré, lorsque la coction et l'évacuation de la matière fébrile n'ont pas précédé son administration.

Juin. Pendant ce mois, le temps fut sec et d'une chaleur modérée; mais presque chaque jour il souffla des vents froids : en sorte que quand le vent cessoit on suoit très-aisément, et que quand il recommençoit les sueurs se supprimoient.

Au commencement, et jusqu'au milieu, on vit beaucoup de fièvres continues rémittentes tierces, et quelques quotidiennes, qui cédèrent presque toutes au vomitif, aux fondans, et aux eccoprotiques donnés à doses ménagées. Quelques-unes qui menaçoient de malignité furent réprimées à l'aide du quinquina. Du milieu du mois vers la fin, il y eut très-peu de pleurésies ou de péripneumonies bilieuses, mais beaucoup de rhumatismales. On vit aussi des rhumatismes universels, des sciatiques, et autres fluxions sur différentes parties. Enfin, dans les derniers jours, quelques individus affectés de maladies bilieuses eurent en outre des pétéchies, qui n'aggravèrent ni ne diminuèrent le mal.

Quoique les vraies inflammations de poitrine fussent plus rares qu'à l'ordinaire, non-seulement pendant ce mois, mais aussi pendant tout le printemps; cependant, ayant eu à traiter une pleurésie bilieuse inflammatoire, c'est-à-dire une pleurésie vraie et essentielle compliquée d'une affection bilieuse des premières voies, je vais en donner l'histoire.

Une femme veuve, âgée de cinquante-cinq ans,

qui jouissoit depuis long-temps d'une parfaite santé,
eut, le 14 juin, sur le soir, un frisson de quelques
heures, ensuite de la chaleur, et une soif considérable : la nuit fut agitée.

Le lendemain (15), la chaleur étant moindre,
elle se sentit, vers midi , de l'oppression de poitrine, et le côté droit, depuis les fausses côtes jusqu'à la mamelle, douloureux comme dans la pleurésie. La toux étoit fréquente , sans qu'il y eût des
crachats; la respiration laborieuse ; la difficulté de
se coucher sur le côté souffrant extrême. On la saigna du bras sur le champ. La couenne du sang étoit
très - inflammatoire. L'oppression diminua, mais
pour fort peu de temps, ainsi que la douleur de
côté. Le soir, le frisson fut moins long et moins
fort que la veille : la chaleur succéda : la nuit ne
fut pas tranquille.

Le 16 au matin, même état de choses. Des crachats muqueux, teints de sang, commencèrent à
paroître. On réitéra la saignée : le sang fut le même
que la première fois, ainsi que le soulagement qui
s'ensuivit. Le soir il y eut du frisson : la nuit fut
comme la précédente.

Le 17 au matin, rien n'avoit changé. A midi,
la douleur, la toux et l'oppression augmentèrent.
Alors point de crachats. Le soir, il y eut du frisson,
et ensuite de la chaleur. La nuit se passa comme à
l'ordinaire.

Le 18, la malade assuroit se trouver mieux généralement : elle toussoit moins fort , et rendoit des crachats muqueux et jaunes ; le côté n'étoit plus douloureux, et elle s'y couchoit plus aisément. Le soir, il y eut un peu de frisson : la nuit fut plus calme.

Le 19, elle entra à l'hôpital. Elle ne ressentoit presque aucune douleur de côté, ni aucune oppression de poitrine ; elle se couchoit avec une facilité égale dans tous les sens. La toux étoit rare ; les crachats étoient en petite quantité, muqueux, jaunâtres ; le pouls un peu plus fréquent que dans l'état naturel, et un peu ferme ; la langue bilieuse ; la soif considérable ; le goût bon ; le ventre toujours assez libre. Elle étoit sans appétit , ne souffroit point de la tête ; la chaleur étoit modérée , l'esprit présent et vif, ses réponses promptes ; elle racontoit bien sa maladie, et se tournoit facilement sur tous les côtés. La force musculaire étoit comme chez une personne peu malade ou à peu près en bonne santé. Quoique la respiration parût facile à la malade elle-même , elle étoit réellement très-courte , et s'exécutoit plutôt par le mouvement de l'abdomen, que par celui de la poitrine. On la saigna : la couenne étoit considérable. On lui donna beaucoup de tisane rafraîchissante. Le mieux fut très-léger. Elle n'éprouva le soir aucun frisson. Le sommeil fut troublé.

Le 20, elle ne se plaignoit d'aucun mal-aise. Tout étoit comme la veille ; le pouls seulement étoit plus fort et plus plein ; la respiration étoit très-accélérée, et ne se faisoit presque que par le mouvement de l'abdomen. On la saigna : la couenne étoit si inflammatoire, qu'on apercevoit à peine un peu de la partie rouge. Cette saignée procura très-peu de soulagement. Vers midi, la malade se plaignit d'oppression de poitrine. Ses joues étoient très-rouges, sa respiration courte et fréquente, et elle éprouvoit par intervalles de légères défaillances. On vit paroître sur la poitrine quelques petites pétéchies couleur de rose. On lui fit une nouvelle saignée dans l'après midi, et une autre le soir ; ce qui rendit la respiration un peu meilleure : la nuit il y eut plus de sommeil.

Le 21, tout étoit comme la veille au soir. Mais comme la difficulté de respirer reprenoit de nouveau, et que le pouls continuoit d'être plein, fort et assez dur, quoiqu'on eût déjà tiré beaucoup de sang à la malade, on fit encore dans le jour deux saignées, et on appliqua un vésicatoire sur la poitrine. La couenne inflammatoire fut la même. Le soir il y eut une forte transpiration, et la respiration devint beaucoup meilleure qu'elle ne l'avoit été jusqu'alors. La malade dormit paisiblement et long-temps.

Le 22, qui étoit le huitième de la maladie, la diaphorèse, qui avoit commencé la veille, continua. Les urines qui, pendant tout le cours de la maladie, avoient été claires et d'un roux jaunâtre,

étoient alors citrines. Le pouls, qui jusqu'alors n'a-
voit pas été beaucoup plus fréquent que dans l'état
de santé, et cependant avoit été plein et assez dur,
étoit devenu tout-à-fait naturel. Les pétéchies
étoient en très-petit nombre. Il y eut dans le jour
plusieurs selles spontanées, presque point de crachats, du mieux dans la respiration. La nuit fut
bonne.

Le 23, la transpiration se soutint; des selles cuites
et spontanées furent fréquentes; le reste comme la
veille. La nuit fut bonne.

Le 24, la transpiration fut très-abondante : tout
le reste alloit bien.

Le 25 au matin, point de transpiration : la malade eut la bouche amère, une soif considérable.
Depuis midi, elle alla spontanément à la selle. La
nuit fut bonne.

Le jour suivant, quelques évacuations spontanées ayant encore eu lieu, l'amertume de la bouche
et la soif disparurent; et la malade n'ayant éprouvé
depuis aucune incommodité, sortit de l'hôpital bien
guérie, après avoir recouvré en très-peu de temps
toutes ses forces.

Voilà une inflammation dangereuse des poumons, accompagnée d'un vice bilieux du système
gastrique.

A la fin du printemps, et au commencement de
l'été, les maladies inflammatoires disparurent in-
sensiblement, et furent remplacées par les maladies

bilieuses. Dans cette espèce d'intervalle qui sépare
les deux saisons , un certain genre de maladies
mixtes, dans lesquelles on observoit et la phlogose
du printemps et la bile de l'été, prédominoit ordinairement. Il falloit satisfaire aux deux indications, mais en commençant par la plus urgente.
Ainsi je m'attachai presque uniquement à résoudre
l'inflammation des poumons ; et je me conten-
tois d'énerver, par d'abondantes boissons, la saburre des premières voies qui n'étoit pas très-considérable.

Hippocrate assure que le passage de la pleurésie
en péripneumonie est un mal : l'expérience m'a
prouvé la vérité de cette assertion. En effet, lorsque
l'inflammation des poumons (ce qui s'applique également à la pleurésie et à la péripneumonie) pénétroit profondément , et que le sang, dont la circulation étoit gênée pàr cet embarras des humeurs,
ne revenoit pas de la tête avec assez de liberté , les
joues devenoient rouges ; la respiration s'opéroit par
le mouvement de l'abdomen , le thorax restant immobile ; et le cerveau , comprimé par le sang qui
s'y accumuloit, anéantissoit tout sentiment de la
douleur, quoique la cause n'en existât pas moins.
C'est donc avec raison qu'Hippocrate dit qu'une
pleurésie , assez forte pour détruire tout sentiment
douloureux en affectant le cerveau, s'étoit changée
en péripneumonie, avec danger pour le malade.

De la présence d'esprit , une vivacité inaccoutu-

mée, un souvenir exact du passé, un rapport facile des événemens fait avec une loquacité extraordinaire quoique très-convenable au sujet, n'en im-
posent pas tellement à un médecin attentif, qu'ils ne
l'avertissent, au contraire, du danger très-grave
dont ce mieux perfide est le signe, et qu'il ne
cherche à écarter, par tous les efforts de son art,
la mort qui menace le malade.

Je jugeois que ce mieux étoit trompeur, par la respiration à laquelle Baglivi veut que l'on s'attache
principalement et presque uniquement dans les maladies de poitrine. Si elle est mauvaise, craignez
toujours, quand même tous les autres signes seroient
favorables.

J'ai calculé que cette femme, dans les différentes
saignées qui lui avoient été faites, avoit perdu
soixante-dix onces de sang. Elle buvoit beaucoup
d'eau d'orge avec l'oximel. Le régime fut, en général, très-rafraîchissant. Cependant il parut des
pétéchies, en petit nombre à la vérité. L'éruption pétéchiale est-elle donc due au seul régime échauffant?
n'est-elle le produit que d'un mauvais traitement?

Juillet. Au commencement de ce mois, la chaleur fut moindre qu'elle n'a coutume de l'être dans
cette saison, ou plutôt il fit froid. Vers le milieu,
le temps s'échauffa, mais non pas au degré ordinaire dans les autres années. Les derniers jours du
mois ressemblèrent aux premiers. Les fruits de la
saison furent rares et sans goût.

On observa plus fréquemment que dans les mois précédens, parmi la classe indigente, cette fièvre que l'on appelle maligne, et aussi pétéchiale à raison des efflorescences de ce nom, ou pétéchisante, parce que, sans être accompagnée d'aucune espèce d'exanthémes, elle suit la même marche, et présente les mêmes symptômes.

Je renvoie à un autre temps mes observations sur les fièvres exanthématiques et autres fièvres du même genre, afin qu'après avoir lu, rassemblé, comparé celles des autres médecins qui sont analogues, soit entre elles, soit avec les miennes que j'ai tous les jours de fréquentes occasions de multiplier, je puisse donner quelque chose de plus complet, et qui, au milieu de cette variété si grande d'opinions qui présente tant d'incertitudes, tourne au profit de l'art et à l'avantage de l'humanité.

PLEURÉSIE CACHÉE OU LATENTE.

C'est une maladie, ou plutôt un foyer toujours subsistant d'une certaine maladie très-grave, à laquelle Baglivi a donné le nom de pleurésie ou péripneumonie latente. L'ayant observée quelquefois, et même plus fréquemment qu'à l'ordinaire, au commencement de ce mois, j'ai cru devoir la décrire en peu de mots.

Cette maladie est souvent difficile à reconnoître, parce qu'elle ne présente que très-peu des caractères de la vraie pleurésie ou péripneumonie déjà formée.

Le plus ordinairement il n'y a presque point d
fièvre ; le malade se couche aisément, ou sans beaucoup de peine, sur l'un et l'autre côtés ; la toux n'est
pas fréquente ; elle est sèche, ou accompagnée de
quelques crachats cuits et muqueux ; la langue est
tant soit peu blanchâtre ; il n'y a point de soif ; l'oppression de poitrine n'a lieu que quand le malade
marche ; l'appétit est bon ; il n'y a point de mouvemens fébriles par intervalles, ou du moins ils sont
très-peu sensibles. Cependant ce mal, si on le néglige, dégénère en une inflammation bien caractérisée, grave et très-étendue des poumons, ou
plus souvent encore dans un endurcissement tu-
berculeux de cet organe, ou tout aussi fréquemment en phthisie.

Cette légère pleurésie, négligée, a produit plus de
phthisiques que l'inflammation grave des poumons ;
non que cette maladie ait plus de propension à la
phthisie que l'autre, mais parce qu'elle est ou mal
traitée ou négligée.

La pleurésie ou péripneumonie latente se reconnoît,

1º Aux symptômes décrits plus haut.

2º En faisant coucher le malade tantôt sur un
côté, tantôt sur l'autre, et en examinant s'il est
aussi bien sur tous les deux, ou si, au contraire,
dans une de ces positions, il n'est pas obligé de
tousser, ou s'il n'a pas plus de peine à respirer.

3º En lui faisant faire de grandes inspirations,

et observer si alors il ne sent point quelque gêne dans la poitrine, quelque douleur pongitive, quelque ardeur, ou quelque oppression.

3° En le faisant tousser quelquefois à dessein dans une certaine position du corps, et lui faisant remarquer s'il n'éprouve rien qui l'incommode, la sensation d'une douleur pongitive, brûlante, et de pression ;

5° En examinant avec soin l'état précédent du malade. Car il y a des maladies qui très-souvent laissent après elles ces pleurésies et péripneumonies cachées. Ainsi,

1° Après une pleurésie vraie et essentielle, qui a été bien traitée et jugée, il reste cependant quelquefois dans la poitrine un certain mal-aise, tel que je l'ai décrit ci-dessus. Au reste, il n'y a point de fièvre ; et la santé paroît être parfaite, si on en excepte cette légère sensation de gêne, qui est cause qu'après la convalescence, la première occasion peut facilement produire une rechute de pleurésie ou une péripneumonie : car cette légère sensation de gêne à la suite d'une pleurésie paroît devoir être attribuée rarement à des adhérences récentes des poumons à la plèvre, mais le plus souvent à un reste de phlogose qui occupe opiniâtrément une petite portion du poumon. C'est ce qui fait que ces sortes de malades, quoique rétablis de leur maladie, conservent dans le thorax un noyau toujours subsistant de nouvelles pleurésies.

2° La même chose a lieu après des rhumatismes fébriles et inflammatoires, après des pleurésies et des péripneumonies rhumatismales.

3° Il y en a qui, à la suite d'un catarrhe, éprouvent pendant plusieurs semaines, et même plusieurs mois, une légère douleur dans l'un ou dans l'autre côté, de la chaleur, un certain sentiment d'oppression, qui à la vérité n'est pas fort: ils crachent des matières qui ne sont pas purulentes, mais puriformes et cuites : ils ne sont point alités à raison de ces accidens. Ces individus sont attaqués de la pleurésie ou péripneumonie légère et latente de Baglivi.

4° Si ceux qui ont des tubercules dans les poumons viennent à s'échauffer, n'importe comment, par un excès de vin, par trop d'exercice, par l'action du soleil, et à rendre ainsi plus vive la circulation des humeurs ; souvent alors un ou deux de ces tubercules s'enflamment, sans que cependant il se manifeste une fièvre générale de tout le corps.

Il est facile de former un diagnostic d'après ce que je viens de dire. La maladie est une inflammation légère d'une petite partie seulement du poumon, laquelle peut rester souvent long-temps cachée, sans pour cela se terminer d'une des manières ordinaires aux inflammations. Car il est certain qu'il y a des maladies inflammatoires qui sont *chroniques ;* qu'il y a *un phlegmon vrai et cependant chronique*, qui persiste long-temps dans un

état de crudité, avant de se terminer ou par une résolution bénigne, ou par suppuration, ou par in-
duration, ou par gaugrène.

Quant au pronostic, il faut savoir que ces pleurésies et péripneumonies cachées ou se changent
en une maladie grave, aiguë, inflammatoire, ou
disparoissent par une douce résolution, si on les
découvre à temps, et si on les traite convenablement, ou se tournent en suppuration, comme les
inflammations des autres parties du corps.

C'est là la cause la plus fréquente des vomiques
fermées des poumons. Le traitement en doit être
tout-à-fait anti-phlogistique : on prescrira une et
quelquefois plusieurs saignées, des émulsions nitrées, des boissons émollientes avec l'oximel et le
nitre. Dans la pleurésie cachée qui provient d'un
dépôt de la matière rhumatismale, ce qui convient
le mieux c'est l'application d'un vésicatoire sur
l'endroit douloureux.

On observe quelquefois la pleurésie *vraie inflammatoire*, mais *chronique*, chez des individus qui
ont un coup long, le corps grêle, la poitrine en-
foncée et étroite, les joues colorées, la fibre menue, délicate et très-irritable. Alors l'inflammation demeure très-long-temps dans un état de crudité, et sans qu'aucune des terminaisons ordinaires
des inflammations ait lieu. Enfin des crachats cuits,
non pas *purulens* mais *puriformes*, comme ceux
d'un catarrhe mûr, commencent à paroître en

J.   H

grande abondance, et diminuent l'oppression
poitrine et la douleur pongitive. Mais, comme
expectoration est considérable et se prolonge, le malade maigrit, se dessèche, et il meurt sans qu'on
ait rien aperçu de véritablement purulent. Il supporte fort bien l'usage des émolliens et des mucilagineux, il n'est point oppressé; mais les crachats augmentent, et il maigrit de plus en plus. Les toniques,
le lichen d'Islande qui est si éminemment utile dans
une autre espèce de phthisie, suppriment l'expectoration, et augmentent les souffrances de la poitrine.
Les balsamiques, le quinquina, l'équitation rendent
mortelle en peu de temps *cette espèce de phthisie.*

Ceux qui sont doués de cette complexion menue
et délicate crachent souvent du sang. Des saignées
assez fréquentes, mais petites; une diète végétale;
un régime anti-phlogistique, voilà ce qui les soutient
presque toujours, et les conserve encore pendant
plusieurs années : tandis qu'une méthode fortifiante,
astringente, balsamique les conduiroit bientôt à une
phthisie vraie et confirmée, et par elle au terme fatal de tous leurs maux.

Août. La constitution fut sèche, et les chaleurs
considérables, n'ayant été tempérées par aucunes
pluies ; du moins celles-ci furent-elles très-rares. Les
derniers jours du mois furent également sereins :
mais quelques-uns d'eux furent très-froids.

Les fruits de la saison furent très-rares, sans ma-
turité et sans goût.

Il y eut beaucoup de diarrhées, un assez grand nombre de dyssenteries, et des choléra. Sur la fin du mois parurent des fièvres putrides, pétéchiales, continues, quotidiennes, tierces.

Le nombre des malades fut très-considérable pendant ce mois : mais les maladies cédoient facilement et promptement, et la mortalité fut très-bornée.

Les premières voies étoient affectées comme dans les mois précédens : mais il y avoit cette différence entre les maladies bilieuses, que dans celles de ce mois on vomissoit plus difficilement, et en général moins abondamment, des matières ressemblantes à du jaune d'œuf, à de la lie, à du gluten, à de la colle de poisson ; non pas qu'il y en eût moins à rejeter, mais parce que la ténacité d'une partie de cette humeur l'empêchoit d'être évacuée, tandis que l'autre assez considérable étoit absorbée dans le système vasculaire, altéroit par son mélange la masse des humeurs, et restoit adhérente aux petits vaisseaux. C'est pourquoi il fut souvent nécessaire de répéter le vomissement, ce que je fis avec l'ipécacuanha donné souvent à petites doses.

Il arriva plusieurs fois dans ce mois, que cette racine, de quelque manière qu'elle fût administrée, ne fit point vomir du tout, ou ne produisit qu'un seul vomissement ; sans doute parce que la matière glutineuse qui l'enveloppoit l'empêchoit de faire sentir toute son action. J'observai encore que ceux qui, ayant pris de l'émétique, n'avoient pas vomi, se trouvoient manifestement plus mal, et dans la même proportion à peu près que ceux qui avoient bien vomi étoient presque aussitôt soulagés. Vers la fin du mois, ayant renoncé à l'ipécacuanha pour les raisons que je viens de dire, je revins à la solution de tartre stibié, et j'eus tout le succès que j'en espérois.

Les continues rémittentes (1), dont les accès

---

(1) Le terme de fièvres continues rémittentes qu'emploie Stoll doit-il être pris dans le sens que l'entendent la plupart des auteurs, et s'agit-il seulement des fièvres qui font éprouver des paroxismes réguliers ou irréguliers ? L'objet est alors très-indéterminé, puisqu'il s'étend aux fièvres même qu'on appelle putrides et malignes, et il est difficile alors de concevoir tous les succès que Stoll attribue aux évacuans. S'il est question dans cet article des fièvres continues, soit gastriques soit muqueuses, avec des accès de fièvre intermittente, on conçoit encore difficilement comment elles ont été guéries de cette manière, puisque les observations les plus multipliées apprennent que ces fièvres sont de longue durée, et ne se terminent point avant le quarantième ou quarante-deuxième jour, à moins qu'il ne survienne des sueurs critiques vers le quatorzième ou quinzième jour, comme je l'ai vu quelquefois quoique rarement. Je pense que si Stoll avoit tenu des journaux exacts du cours de ces fièvres, il auroit été loin d'accorder tant d'influence aux évacuans : mais cette manière de voir tient toujours à sa prévention en faveur des saburres gastriques, auxquelles il fait jouer le premier rôle dans la production de toutes les maladies *(Note du cit. Pinel).*

furent les uns réguliers les autres irréguliers, cédoient à l'usage des fondans entremêlés quelquefois avec la solution de tartre stibié, laquelle étoit
même dans certains cas réitérée plusieurs fois. Les
fièvres de ce mois eurent seulement ceci de particulier , qu'il falloit choisir les fondans les plus actifs,
et le tartre stibié le plus énergique. Ainsi toutes les
fois qu'un gluten épais dans la bouche, une langue
sèche, rouge, brûlante, annonçoient que les entrailles
étoient affectées de la même manière, et que la maladie seroit difficile à vaincre, les remèdes convenables étoient alors ceux que l'on composoit et de
savons végétaux, et de sel ammoniac qui est si puissant pour fondre les matières glutineuses. La formule
étoit : cinq onces d'eau de sureau, une once d'oximel, autant de rob de sureau, deux et même trois
gros de sel ammoniac : on la faisoit prendre en plusieurs doses dans les vingt-quatre heures.

L'usage de ces remèdes n'étoit jamais interrompu,
si ce n'est que quelquefois on intercaloit un vomitif.

J'observai dans cette saison qu'aucun malade ne
se plaignit, après avoir pris du sel ammoniac, d'une
sensation désagréable à l'estomac, ce qui étoit arrivé
fréquemment au printems, en sorte que les plaintes
des malades m'obligèrent alors de supprimer même
une dose beaucoup moindre de ce sel. Une inertie
plus grande des solides, un mucus plus abondant et
plus tenace qui enduisoit les parois de l'estomac,

expliquent ce phénomène, et la raison pour laquelle un médicament incisif et atténuant étoit indiqué.

Je n'ai employé que ces moyens pour le plus grand nombre des malades, dont les forces vitales étoient suffisantes pour dompter la matière morbifique. Mais, lorsque l'abondance et la ténacité de cette matière se trouvoient telles, que la force de coction, peut-être déjà abattue ou par des saignées faites mal à propos, ou de toute autre manière, ne pouvoit, aidée seulement de ce sel, la fondre et l'expulser convenablement, je lui joignois, avec tout le succès possible, la racine d'arnica en poudre. Il y a plusieurs raisons, que j'exposerai ailleurs, pour préférer au quinquina, dans la plupart des fièvres gastriques, mésentériques, putrides, malignes, que l'on combat depuis quelque temps avec cette écorce, la racine d'arnica, dont l'illustre Collin, qui a si bien mérité de notre art, a fait un usage très-varié. Cette racine arrêta plus efficacement qu'aucun autre remède ces diarrhées opiniâtres qui dans les fièvres malignes épuisent les forces.

Le sel ammoniac a toujours paru recommandable aux médecins dans beaucoup de cas ; et on le comptoit parmi les meilleurs anti-septiques. Or, comme ils attribuoient la cause de ces maladies d'automne, et sur-tout des plus opiniâtres, à la dissolution du sang, et à un état septique des humeurs, prenant ainsi pour elle un effet non nécessaire ; comme d'ailleurs ils avoient observé qu'un grand nombre de malades se trouvoient bien de l'usage de ce sel, principalement ceux dont la saburre glutineuse avoit été atténuée par son moyen, ils en conclurent qu'il étoit doué d'une vertu anti-septique.

La dyssenterie fit pendant ce mois de grands ravages dans Vienne, dans les faubourgs, et aux environs. Elle attaqua subitement quelques individus qui jouissoient de la meilleure santé, en sorte qu'une selle de bonne qualité étoit immédiatement suivie d'une seconde mêlée de sang et muqueuse. D'autres, sur la fin du mois, éprouvèrent inopinément des douleurs d'entrailles, et eurent tout aussitôt des selles sanguinolentes. Quelques-uns avoient, plusieurs jours d'avance, une fièvre de la classe des continues rémittentes, qui finissoit par se tourner en dyssenterie. L'affection dyssenterique étoit aussi quelquefois précédée pendant plusieurs jours de douleurs d'entrailles.

Il y en eut qui se plaignirent pendant quelques jours de lassitudes, et d'une douleur brûlante vers la région de l'estomac. A cette douleur succédoient des tranchées autour de l'ombilic, et peu de temps après la dyssenterie. On observoit chez le plus grand nombre une fièvre peu décidée, pendant tout le temps qu'il y avoit des douleurs d'entrailles et du ténesme. Mais lorsque ces symptômes disparoissoient, quoique les selles continuassent d'être mêlées de sang et muqueuses, on n'apercevoit plus aucuns mouvemens fébriles. Un très-petit nombre eurent une fièvre con-

tinue, soit avant que la dyssenterie se déclarât, soi
après : cette fièvre étoit très-modérée, et ses acc
irréguliers. Les déjections furent d'abord éloignées
et les matières rendues abondantes : les jours suivans, le nombre des déjections augmentant, et dans
la même proportion les tranchées et le ténesme, la
quantité des matières diminua, et après avoir été
d'une qualité favorable, ces matières varièrent pour
la couleur et la consistance, rouillées chez plusieurs,
chez quelques-uns semblables à de la lie, très-vertes,
muqueuses, mêlées de sang. La maladie étant bien
confirmée, il s'y joignit des envies fréquentes d'uriner avec strangurie : les urines étoient en petite quantité chaque fois, bilieuses, et d'un jaune foncé. Les
douleurs d'entrailles étoient continuelles chez quelques-uns; mais chez la plupart elles revenoient par
intervalles, et annonçoient une prochaine déjection.
L'abdomen douloureux ne supportoit pas d'être
touché un peu rudement. Quelques-uns, mais en
petit nombre, se plaignirent seulement d'un poids
considérable, sans douleur, aux environs de l'ombilic. La cardialgie, qui étoit quelquefois l'avant-
coureur de la maladie, disparut, ou diminua beaucoup, lorsque celle-ci fut dans sa force. La langue
étoit nette, ou s'éloignoit peu de l'état naturel; le
goût étoit dépravé, moins cependant que dans le
temps qui précédoit la maladie : en général, tel étoit
l'état de la bouche et de l'estomac, qu'il devenoit
certain qu'une saburre bilieuse et âcre étoit logée

trop profondément, pour que la langue et le fond de la bouche indiquassent sa présence. Il n'y avoit aucun effort pour vomir, aucunes nausées.

Je variai le traitement de cette maladie, et je guéris complétement la plupart de mes malades. Un d'eux, qui avoit trop long-temps tardé de venir à l'hôpital, succomba à la dyssenterie : un autre devint hydropique. La maladie devenant opiniâtre chez quelques-uns, je faisois tous mes efforts pour trouver une méthode et plus courte et plus sûre. Enfin, les derniers jours du mois, pendant tout celui de septembre, et au commencement d'octobre, je réussis constamment et promptement avec celle à laquelle j'avois donné la préférence. Je vais maintenant rapporter en peu de mots ce que je fis au commencement du mois d'août.

Les premiers malades qui arrivèrent prirent l'ipécacuanha. Mais cet anti-dyssenterique si vanté ne réussit pas aussi bien que je l'avois vu faire en Hongrie pendaut deux années de suite. J'en attribuai la cause à ce que la matière morbifique étoit extraordinairement épaisse, et plus fortement adhérente aux parois du système gastrique ; ou peut-être à ce que le foyer de cette humeur étoit situé plus profondément dans les intestins, de telle manière que l'ipécacuanha ne pouvoit le rappeler et le chasser par le vomissement.

En Hongrie, où j'ai dit que cette racine avoit été si utile dans les dyssenteries, l'amertume de la bouche, les vomissemens, les nausées, l'anxiété, le mal-aise de la région précordiale tourmentèrent beaucoup plus les malades que dans la dyssenterie actuelle, où très-peu de signes que l'estomac fût affecté se laissoient apercevoir.

Lorsque j'étois appelé dans la ville et dans le faubourg voisin de l'hôpital pour des dyssenteries légères qui ne faisoient que de commencer, voici comment je les traitois. J'astreignois les malades à une diète très-légère, et leur faisois boire toutes les heures, ou au moins toutes les deux heures, la nuit comme le jour, un verre de petit lait, dans trois livres duquel on avoit délayé trois onces de pulpe de tamarins, ajoutant un peu de liqueur minérale anodyne d'Hoffmann. J'ai aussi donné avec succès à quelques malades une eau de rhubarbe par infusion. On continuoit ce remède ordinairement pendant deux jours; les tranchées, le ténesme, la strangurie disparoissoient après ce temps écoulé; mais les déjections sanguinolentes et muqueuses continuoient d'avoir lieu avec la même fréquence. Il arriva quelquefois de voir paroître après de nombreuses déjections des matières endurcies. Je ne prescrivis point de calmans les soirs, à moins que la fréquence des déjections n'empêchât absolument le sommeil. Alors un seul grain de laudanum procuroit aux malades assez de tranquillité pour réparer leurs forces. Enfin, lorsqu'il n'y avoit point de douleurs, et que cependant les selles continuoient d'être aussi multipliées, je donnois une poudre composée de mirobolans, de rhubarbe torréfiée et d'un peu d'opium.

Dans quelques dyssenteries plus graves, lorsque les selles étoient très-fréquentes, muqueuses, mêlées de sang, accompagnées de ténesme et de tranchées fortes, j'ai cru avoir retiré plus d'avantage, dans la première période de la maladie, de la pulpe de tamarins, ou de celle de pruneaux, délayée dans une eau d'orge, m'abstenant de tout stimulant salin, même de la teinture aqueuse de rhubarbe, quoique très-douce. A la vérité, je rendois les selles plus fréquentes, loin d'en diminuer le nombre ; mais tout sentiment douloureux de ténesme et dans le reste du ventre diminuoit par degrés, et enfin disparoissoit. Les malades urinoient librement et sans douleur, la matière des selles avoit quelque chose de cuit : en sorte que la première période de la dyssenterie se passoit heureusement, et qu'ensuite le mal cédoit promptement à des remèdes fortifians, astringens, mucilagineux, à des opiatiques, ou à un composé de toutes ces substances.

Il y en eut qui, quoique leur maladie eût commencé par des symptômes fort graves, ayant fait usage dans le premier temps de ces doux eccoprotiques dont je viens de parler, outre qu'ils furent exempts de tranchées, de ténesme et de strangurie, obtinrent encore cet avantage, que leurs selles étoient non-seulement sans douleurs, mais moins abondantes, moins fréquentes, et semblables aux évacuations qu'on fait en santé ; jusqu'à ce que, continuant le même remède, sans le secours ni opiatiques ni des astringens, ils se trouvèrent parfaitement rétablis. Néanmoins il falloit, par des fortifians et des stomachiques, les prémunir contre des rechutes très-faciles.

Parmi nos malades, il s'en trouva qui eurent pendant un ou deux jours des tranchées et des selles modérées de couleur de rouille : ensuite le ventre se resserra spontanément ; mais les tranchées continuèrent, avec une douleur d'estomac gravative et brûlante, une difficulté d'uriner, de l'amertume dans la bouche, de l'agitation, et même du délire quand le mal étoit plus grave. Ces *dyssenteries imparfaites* cédèrent promptement et constamment à un émético-cathartique, savoir, à une solution de tartre stibié.

D'autres malades, ayant les symptômes ordinaires de la dyssenterie, se plaignoient d'amertume à la bouche, de cardialgie, de tranchées, de difficulté d'uriner : mais le ventre étoit ou dans l'état naturel, ou resserré. Cette *colique bilieuse*, qui étoit de même nature que la dyssenterie, se guérissoit en peu de temps et sûrement avec beaucoup de boissons délayantes et un émétique antimonial.

Vers la fin de ce mois, je fis faire une opération de la taille, dont je vais rapporter l'histoire.

Un jeune homme de quinze ans, fils d'un soldat, éprouvoit depuis trois ans environ, quand il avoit uriné, une ardeur au périnée qui duroit un demi-quart d'heure, et qui se dissipoit ensuite. Mais quand il urinoit debout ou en marchant, et même sur une chaise percée, ou assis de manière que le périnée ne fût point comprimé, cette ardeur n'avoit point lieu. Il entra à l'hôpital le 15. Depuis deux mois à peu près il rendoit du gravier, et de temps en temps un mucus *filant* ou *une matiére muqueuse,* mais qui ne filoit point. Soit que les graviers sortissent seuls, soit qu'il sortît aussi de ce mucus filant, le malade éprouvoit le long du canal un sentiment d'ardeur. Ces deux mois écoulés, les envies d'uriner devinrent plus fréquentes, et incommodes, surtout la nuit.

Une eau de chaux, avec partie égale de lait et du savon de Venise, ayant excité une petite fièvre, des besoins d'uriner plus fréquens et de la strangurie, je changeai bien vîte le traitement, d'autant plus que l'application de la sonde avoit occasionné une légère contusion dans les parties. Je prescrivis le remède suivant :

℞. Décoction d'orge avec addition de réglisse. 2 livres.

Gomme arabique.   1 once.

On mit aussi presqu'entièrement le malade à une diète végétale. Le 29 du mois, il m'assura que déjà il urinoit moins souvent et en plus grande quantité chaque fois, tandis qu'auparavant c'étoit plus souvent et en moindre quantité ; qu'il n'éprouvoit plus aucune ardeur au périnée, mais qu'il sentoit

comme un corps étranger dans cette partie , sensation à la vérité peu forte , peu incommode , de
peu de durée , et qui n'avoit pas lieu chaque fois
qu'il urinoit. Il rendit plusieurs fois, pendant qu'il
faisoit usage de cette boisson mucilagineuse , de
petits calculs plus gros que les graviers ordinaires,
et cependant avec moins de difficulté ; et il disoit
qu'il seroit content si sa situation ne devoit pas empirer , et qu'il se croiroit capable de toute espèce
de travail.

Néanmoins , comme on ne lui procuroit qu'un
soulagement momentané, et qu'il étoit très-probable,
malgré la cessation presque entière des douleurs,
qu'il retomberoit dans son premier état , je me dé-
cidai à extraire la pierre au moyen de l'opération,
qui fut faite, le 30 du mois, par Sartori , chirurgien de cet hôpital , homme habile et exercé. Il
employa le lithotome caché.

L'opération se prolongea un peu, à cause de quelques fragmens de la pierre qui se brisa dans la vessie ;
elle étoit toute inégale et friable , excepté le noyau
qui étoit beaucoup plus dur que le reste.

L'opération finie, le malade fut remis dans son
lit; et il ne souffrit, pendant tout le reste du temps,
aucune incommodité extraordinaire. On le soutenoit avec des bouillons légers, de la décoction d'orge,
des émulsions. Au bout de quelques jours , on lui
donna des légumes préparés au jus. Le 26 de *septembre* , il ne passoit plus d'urine par la plaie , qui

parut alors totalement fermée. On le leva , et il passa une heure assis. Le 10 *octobre* , pour la première fois , il marcha dans sa chambre , lentement et à petits pas. Le 17 , il sortit de l'hôpital bien portant.

Ce qui contribua le plus au succès de l'opération, c'est que le malade ne la subit qu'après y avoir été bien préparé par une diète légère et tirée des végétaux.

Il faut que ceux qui veulent pratiquer la lithotomie soient bien persuadés qu'aussitôt qu'on a constaté , au moyen de la sonde, la présence de la pierre, on ne doit point tourmenter le malade , en répétant cette application. La vessie , fréquemment irritée par l'instrument, supporte plus difficilement l'opération, et elle s'enflamme à la suite plus facilement et avec plus de danger.

Les chirurgiens ont imaginé différens instrumens pour faciliter la lithotomie. Mais je crains bien qu'ici comme ailleurs les plus simples ne soient aussi les meilleurs. Un bistouri fixé sur son manche est peut-être celui que l'on doit préférer : car celui qui s'en servira coupera jusqu'où il voudra , et tant qu'il voudra , ni plus ni moins. L'œil et une main assurée dirigent l'incision ; et on n'aura besoin d'aucun autre instrument pour la terminer.

Septembre. Le mois de *septembre* fut très-froid et sec depuis le commencement jusqu'à la fin. Des fièvres continues, rémittentes, de la classe des fièvres putrides et bilieuses, se manifestèrent parmi le peuple. Le nombre des malades étoit moindre que dans le mois précédent : mais les maladies duroient plus long-temps. Je n'ai vu que très-peu de fièvres intermittentes, quotidiennes et tierces, et seulement deux quartes, qui, contre l'ordinaire, sur-tout dans cette saison, cédèrent sans retour, et en très-peu de temps, aux seuls médicamens fondans salins.

Sur la fin du mois précédent, et pendant tout celui-ci, dans le temps où les dyssenteries sévirent, j'adoptai exclusivement un nouveau traitement qui me parut sûr et certain.

Sitôt que des dyssenteriques arrivoient à l'hôpital, on leur faisoit boire beaucoup de tisane d'orge avec l'oximel simple : le lendemain ils prenoient une solution de tartre stibié. L'action du vomitif diminuoit presque aussitôt, et comme par enchantement, la rareté des urines, la strangurie, le ténesme, les tranchées. Les selles beaucoup moins fréquentes devenoient rares, au point qu'au bout de deux ou trois jours il falloit les solliciter par un eccoprotique. Après l'émético-cathartique, on ne donnoit aux malades qu'une décoction d'orge avec l'oximel et de la pulpe de pruneaux ; et on terminoit le traitement par l'usage de quelques fortifians pour prévenir les rechutes.

Très-peu eurent besoin de la poudre composée de myrobolans, de rhubarbe torréfiée et d'opium.

Un excellent observateur, le docteur Collin, guérissoit tout aussi surement ses dyssenteriques avec la seule racine d'arnica. Je sais d'une manière certaine qu'il ne provoquoit aucune évacuation, quoiqu'il y eût une assez grande quantité de saburre bilieuse. La matière morbifique, corrigée, changée par la vertu de cette racine, devenoit bénigne et cessoit d'être nuisible.

Quoique je connusse cette méthode pour être très-avantageuse, je ne l'ai point encore adoptée, parce que la mienne ne me manquoit jamais dans les dyssenteries de cette année; je me réserve d'en faire usage dans un autre temps.

Octobre. Les autres parties de cette année avoient été moins chaudes qu'à l'ordinaire; le mois d'octobre fut, comme elles, plus froid que de coutume, et en même-temps sec. Il y eut sur la fin beaucoup de brouillards.

Les maladies chroniques, les hydropisies, les ictères, les obstructions dans le bas-ventre, toutes maladies résultantes des fièvres bilieuses de l'été précédent, me donnèrent beaucoup d'occupation. Un grand nombre de malades se plaignirent d'un catarrhe et d'une toux très-incommode, sur-tout la nuit : cette toux étoit ordinairement précédée et accompagnée d'un sentiment de douleur dans les hypochondres, vers l'estomac, et même dans l'abdomen inférieurement; en sorte qu'il devenoit pour ces malades un avertissement de la toux prochaine.

Ils avoient eu auparavant des fièvres intermittentes, qui avoient cessé spontanément, ou qui avoient été mal traitées.

Cette toux, appartenant à l'espèce des toux stomachiques, ne supportoit point les remèdes des toux pectorales, mais ceux qui divisent et fondent puissamment les matières glutineuses, et qui fortifient l'estomac et le canal intestinal, après qu'on en a évacué la saburre par un émético-cathartique. La rhubarbe, l'élixir stomachique doux, la décoction de lichen et de polygala furent alors très-utiles.

Tous ceux qui eurent dans ce mois une fièvre intermittente ou rémittente, quelconque, se plaignoient de cette fausse affection de poitrine, savoir, de difficulté à respirer, d'un sentiment d'oppression et de beaucoup de toux. Il n'y avoit point de crachats, ou ils étoient en petite quantité et glutineux.

Il étoit quelquefois très-difficile de distinguer si c'étoit une vraie ou une fausse affection des poumons, si le mal avoit pris naissance dans la poitrine elle-même, engorgée et commençant à s'enflammer, ou s'il y étoit venu des premières voies : d'autant plus qu'à cette époque l'une et l'autre causes se compliquoient souvent, savoir, une légère inflammation des poumons et quelque chose de bilieux et de muqueux provenant de l'estomac.

Ainsi je jugeois à propos, pour ceux qui étoient ou que je soupçonnois seulement d'être attaqués de cette affection compliquée de la poitrine, de

faire une saignée médiocre, et de prescrire, pendant long-temps, des fondans et des délayans, jusqu'à ce que je pusse regarder comme dissipée cette
phlogose qu'une température trop froide avoit répandue sur les poumons : ce qui avoit lieu ordinairement en peu de jours. Pendant l'usage de ces
remèdes, la matière bilieuse, muqueuse, putride,
que recéloient les intestins, commençoit à se développer, et à donner des signes plus nombreux et
plus certains de sa présence. Alors un vomitif, qui,
dans le commencement, auroit été contre-indiqué
par l'affection particulière du poumon, devenoit
très-utile : je lui joignois avec succès de fortes doses
de sel ammoniac.

La saignée fut bien plus souvent nécessaire ce
mois-ci que les précédens ; et quand les malades,
avant de venir à l'hôpital, s'étoient fait saigner plus
qu'il ne falloit, elle leur fut moins nuisible.

J'eus beaucoup plus de fièvres quartes que le mois
d'auparavant. Mais elles ne furent pas rebelles, et
elles cédèrent complétement aux fondans salins,
sur-tout au sel ammoniac, et à un vomitif placé pendant leur usage ; ou bien elles s'affoiblirent à un tel
point, que le quinquina les enleva promptement et
sans retour. J'ai guéri aussi facilement par la même
méthode quelques quartes rémittentes.

Je crois avoir observé que les fièvres quartes rémittentes, ou à peine intermittentes, se guérissoient plutôt et plus aisément par ma méthode, que

celles qui avoient des paroxysmes courts, mais réguliers en tout point, et qui dans les intervalles ne laissoient au malade que peu ou point de mal-aise.

Les fièvres quartes commencèrent pour la plupart le mois précédent : mais les malades ne se rendirent à l'hôpital qu'après avoir essuyé quelques accès. Ainsi, quoique le mois de *septembre* eût produit un plus grand nombre de ces fièvres, cependant j'en eus davantage à traiter en *octobre*.

Les fièvres quotidiennes et les tierces ne furent ni plus nombreuses, ni plus opiniâtres que dans les automnes des autres années.

La dyssenterie fut très-rare pendant ce mois. Mais cette cruelle maladie laissa des traces, comme des douleurs, des gonflemens et l'immobilité des articulations. On observa ces accidens chez ceux dont le cours de ventre avoit été arrêté par un mauvais traitement. Plusieurs moyens me réussirent. Souvent, en donnant mal à propos de l'opium, on retint dans les viscères la matière dyssenterique ; et dans ce cas, pénétrant dans la masse du sang, ou bien elle parcouroit tout le corps, ou bien elle se fixoit profondément sur les articulations et dans les endroits où le mouvement des humeurs est plus lent et les vaisseaux plus petits, et là elle irritoit des parties très-sensibles.

Il y en eut aussi beaucoup pendant ce mois, comme pendant le précédent, qui, sans que le flux de ventre eût lieu, furent tourmentés, comme s'ils eussent eu la dyssenterie , par des tranchées , ou par la strangurie avec amertume à la bouche. Qu'on appelle cette maladie *colique bilieuse* ou *dyssenterie sèche*, elle demande toujours d'être traitée comme la vraie dyssenterie ; et si on n'évacue pas le ventre convenablement, si on n'emploie que les délayans et les incrassans, le traitement sera lent , ennuyeux et sans efficacité, et la matière morbifique, qui se portoit sur le système gastrique, d'où elle pouvoit être expulsée facilement du corps , se jettera sur les articulations et sur d'autres parties, où l'effet des remèdes les mieux indiqués a peine à parvenir.

Des maladies aux articulations viennent souvent à la suite de fièvres bilieuses , mais seulement de celles qu'un usage prématuré du quinquina a supprimées , ou qui ont disparu peu à peu d'elles-mêmes.

Je ne veux imprimer ici aucune note défavorable sur un de nos meilleurs médicamens, le quinquina : je n'en blâme que l'usage prématuré. Car , de même qu'en employant avec trop de lenteur les moyens par lesquels on délaye , on prépare et on évacue la matière fébrile, vous entretenez souvent la fièvre elle-même , jusqu'à ce qu'enfin, mais fort tard, vous ayez recours au quinquina : de même, au contraire, c'est être inepte et ignorant que de recourir , au seul nom de la fièvre, à l'usage du quinquina à hautes doses , sans songer aux indications que fournit la matière fébrile.

I 3

J'ai vu beaucoup de douleurs aux articulations provenir de ces différentes causes. J'employai avec succès de doux purgatifs salins ; et, quand le mal étoit léger, les mêmes remèdes qui auroient convenu à la maladie primitive, traitée dans son principe par un médecin instruit. Mais, lorsque le mal étoit profondément enraciné dans les articulations, il falloit avoir recours aux fondans les plus puissans. Le kermès minéral, le souffre doré d'antimoine trois fois précipité, l'aconit et la clématite, qui quelquefois sont encore plus efficaces (j'appliquois en même-temps un vésicatoire dans le voisinage), de fortes décoctions de chamædrys et de chamæpytis répondoient le plus souvent à mon attente. Chez quelques-uns, le mal étoit si profond, qu'il éludoit les médicamens les plus actifs : on leur appliquoit, consécutivement sur le même endroit, tous les trois ou quatre jours, un large vésicatoire. Après quelques jours de souffrances, toute douleur quelconque, même hors du lieu où l'emplâtre avoit été posé, ou bien parcourant le corps, s'évanouissoit au milieu d'une abondante transpiration, ou par l'éruption de pustules avec prurit sur toute la superficie du corps, et principalement aux articulations.

Novembre. Le temps varia pendant ce mois, étant tantôt serein, tantôt pluvieux : il neigea ; il fit chaud, froid ; en sorte qu'aucune des qualités sensibles de l'air ne fut excessive ou de trop longue durée. Les maladies furent beaucoup moins nombreuses que dans tout le reste de l'année, et les mêmes à peu près que le mois précédent, si on en excepte les dyssenteries qui venoient de disparoître.

Décembre. Jusqu'au 20 de ce mois, les pluies furent rares, le froid supportable, les neiges très-abondantes. Il y eut beaucoup de *lumbago*, et des gonflemens très-douloureux tantôt dans un genou tantôt dans l'autre, qui empêchoient de se mouvoir, et avec ou même sans sciatique. Chez quelques-uns, ce fut l'articulation de l'épaule qui étoit prise, avec impuissance de mouvoir le bras. Les glandes sub-axillaires étoient chez plusieurs grosses et douloureuses, et quelquefois elles vinrent à suppuration. Chez le très-grand nombre, et particulièrement chez les femmes, une douleur qui augmentoit pendant la nuit se faisoit sentir par intervalles dans les cuisses, les jambes et les pieds : il y avoit ordinairement de la fièvre, mais modérément et sans caractère décidé. Les toux furent nombreuses, et beaucoup plus que dans tous les mois précédens.

A mesure que nous nous éloignions de l'été et de l'automne, les maladies dépendantes du vice des premières voies devenoient plus rares et plus douces, parce que le froid de l'hiver modéroit l'impétuosité de la bile que l'été avoit engendrée. Mais ce même froid, produisant l'épaississement des humeurs, fit naître d'autres maladies, dont d'autres parties du corps furent le siége. Un sang plus compact, et plus fortement pressé par les parois resserrées des vaisseaux, engendra beaucoup de phlogoses. La portion aqueuse des humeurs, trop tenace, circuloit moins librement dans les petits vaisseaux situés autour des articulations, des parties tendineuses et des glandes. On rend ainsi facilement raison de cette grande quantité de rhumatismes et d'inflammations, tantôt séparés et tantôt réunis.

Le nombre des malades fut bien moins considérable que pendant l'été ; et tous ceux qui n'avoient aucune infirmité chronique furent aisément guéris. Ceux qui moururent étoient attaqués d'anciennes maladies, et plus ordinairement de phthisie ou d'hydropisie confirmée.

Les exanthémes ne parurent ce mois et le précédent que sporadiquement, très-rarement et en petit nombre. Ils disparurent aussi par degrés, et à peu près dans la même proportion que les maladies bilieuses.

RÉCAPITULATION.

J'ai souvent remarqué avec étonnement, pendant le cours de cette année, les formes variées que prenoit le caractère des maladies épidémiques ; comment la face de la maladie, son intensité, sa durée, sa terminaison étoient différentes pour chaque individu. Néanmoins, dans cette variété des symptômes d'une seule maladie épidémique, et même dans la

succession des diverses épidémies, il existoit une
certaine simplicité vraiment étonnante, soit quant
à la cause, soit quant au traitement qu'il convenoit
d'employer. En effet, cette cause produit des maladies différentes en apparence, ou plutôt une seule
et unique maladie, mais qui en contrefait d'autres
et de très - différentes dans les différens sujets, selon que ou la constitution de l'air, ou la diathèse
propre à chaque individu, et qui diffère de celle
de tout autre, aura *diversement* appliqué les forces
de la *même* cause morbifique. Le traitement se
borne facilement à l'usage d'un petit nombre de remèdes très-simples, dont l'expérience a prouvé l'efficacité. Ce n'est pas qu'on ne puisse disposer d'un
plus grand nombre : mais la multiplicité devient su-
perflue dans une si grande simplicité de causes.

Je vais maintenant embrasser d'un seul coup
d'œil la constitution de toute l'année que je viens
de décrire.

Au commencement, les inflammations des poumons furent nombreuses. Des pleurésies et des péripneumonies de nature bilieuse les remplacèrent.
L'été fut aussi désolé par des fièvres bilieuses, intermittentes, rémittentes, qui varioient dans leurs périodes et dans leurs accidens. L'automne fut précédé
et accompagné de dyssenteries également bilieuses;
et alors les fièvres de l'été se retirèrent peu à peu.
Au commencement de l'hiver, les fièvres inflammatoires se montrèrent de nouveau, ainsi que les

autres maladies qui appartiennent à la classe des inflammations.

Voilà donc, pendant le cours de toute une année, tantôt le sang tantôt la bile qui prédominoit, et dans les temps intermédiaires l'un et l'autre qui réunissoient leurs forces et dominoient conjointement ! C'est cette double cause qui avoit tant multiplié les formes des maladies, que l'on guérissoit sans multiplier les remèdes.

Celui-là traitera ses malades avec succès, qui saura saisir l'occasion de placer un remède à propos, et qui comptera plus sur une indication bien précise, que sur une certaine vertu spécifique des médicamens.

OUVERTURE DES CADAVRES.

Première ouverture.

Sur la fin d'avril de l'année 1776, je fis ouvrir le cadavre d'un homme. Voici l'histoire de la maladie et de cette ouverture.

Un homme âgé de quarante ans, berger, conduisant l'été dernier du bétail en Italie, but plus que de coutume du vin de cette contrée, étant souvent échauffé et par la marche et par la chaleur du climat. De retour chez lui en Allemagne, il commença, sur la fin de l'automne, à tousser, à être oppressé de la poitrine, et à respirer comme font les asthmatiques. Il lutta pendant tout l'hiver contre ces incommodités, sans faire aucun remède, si ce n'est deux ou trois saignées qui lui procurèrent un soulagement marqué.

Le jour même de pâques, il fut saisi d'un frisson de quelques heures, qui fut suivi de chaleur : la respiration devint beaucoup plus difficile, et l'oppression de poitrine plus considérable qu'elles ne l'avoient encore été; et il se joignit une douleur pongitive à la mamelle droite avec des crachats teints de sang. On le saigna trois fois ; mais quand, et quelle fut la quantité de sang tiré ? c'est ce que je ne sais point : seulement sa femme me dit que le sang étoit couvert d'une couenne inflammatoire épaisse et tenace. J'ignore au reste si cet homme qui habitoit la campagne, et qui ne fut soigné que par un chirurgien, fit quelques remèdes, et lesquels : sa femme cependant m'assura le contraire. Il entra à l'hôpital le dix-septième jour de sa maladie. La respiration étoit très-laborieuse ; la douleur poignante à la mamelle droite continuoit; le pouls étoit plus vîte que dans l'état naturel, mais beaucoup moins développé, mou et foible au bras du côté affecté. Le malade expectoroit beaucoup de crachats muqueux, quelques-uns de cuits : il ne pouvoit se coucher sur le côté douloureux, et il ne se plaçoit cependant ni sur le dos, ni sur le côté gauche entièrement. Quand il prenoit sa respiration, on entendoit dans sa poitrine un bruit semblable à un bouillonnement. On le saigna tout de suite : le sang

étoit très-couenneux. La douleur pongitive diminua : mais la difficulté de la respiration et le même
bruit continuèrent d'avoir lieu. Le pouls se déve-
loppa : les crachats restèrent les mêmes.

Le lendemain il fut encore saigné, ainsi que
le quatrième jour, soit parce que les mêmes symptômes d'inflammation persévéroient, soit parce que
la douleur poignante du côté reprenoit. Ce jour-là,
je trouvai le pouls moins mou, et même décidément ferme avant l'ouverture de la veine : mais
le malade expira peu d'heures après la saignée.
C'étoit le vingtième jour de la maladie.

Le cadavre, dont la poitrine étoit très - velue et
les muscles d'une force remarquable, ayant été ouvert par le chirurgien en second, présenta ce qui
suit.

Le poumon droit étoit totalement enflammé,
excepté la portion supérieure, sur - tout par sa face
dorsale : cette portion faisoit bien un quart du poumon. Les lobes qui forment ce poumon étoient réunis par de très - fortes adhérences, soit entre eux,
soit à la plèvre, qui cependant se trouvoit saine et
nullement enflammée. Le poumon droit pressoit
l'autre par son volume plus considérable, en re-
foulant vers la gauche le médiastin ; et il proémi-
noit beaucoup, en soulevant le sternum. Il sortoit des orifices des bronches, ouvertes par l'instrument, une humeur blanche et un peu jaunâtre,
semblable à la matière des crachats muqueux, blancs,

mêlés de quelques crachats cuits. Le poumon gauche
étoit sain, à l'exception de sa partie moyenne,
de la grosseur de la moitié du poing environ, qui
étoit enflammée. Il y avoit dans le cœur et dans les
gros vaisseaux des concrétions polypeuses et en général blanches, dans le péricarde plus de sérosité
qu'on n'y en trouve ordinairement, et environ
vingt onces de la même humeur dans la cavité
gauche du thorax. Les viscères de l'abdomen étoient
parfaitement sains.

Il se présente dans cette histoire plusieurs choses
qui méritent notre attention.

1.º Cet état asthmatique qui affligea le malade pendant tout l'hiver, et que la saignée seule soulageoit,
ne paroît être du à aucune des autres causes de
l'asthme. Les poumons dans leur partie non enflammée étoient absolument sains; et on voyoit que celle
qui l'étoit n'avoit eu auparavant aucun autre vice.
Il paroît donc certain que cet asthme qui dura
tout l'hiver provenoit d'une *inflammation conti-*
nue et chronique. En effet, il est constant qu'on
ne sauroit assigner à l'inflammation aucun terme
au-delà duquel elle se termine d'une manière quelconque connue; puisque souvent elle reste dans son
état de crudité pendant des semaines, et même des
mois entiers. On voit des individus avoir la respiration gênée, une légère douleur pongitive dans le
côté, et d'ailleurs s'acquitter de toutes leurs fonctions, leur pouls étant naturel ou peu éloigné de

cet état. Quelquefois il n'y a que de la difficulté à respirer (le pouls restant naturel), une petite toux et de l'oppression de poitrine : la douleur pongitive ne se fait sentir qu'autant qu'on prend une forte inspiration, ou qu'on tousse fortement à dessein, ou qu'on accélère d'une manière quelconque le mouvement du sang.

Ces maladies sont des *pleurésies* et des *péripneumonies vraies*, mais *chroniques*; et comme le plus souvent elles sont sans fièvre, qu'elles n'obligent point les malades de rester couchés, qu'elles ne présentent point les signes qui ont coutume d'accompagner ces maladies de poitrine, Baglivi les appeloit *latentes, cachées*. Ce médecin atteste avoir découvert leur véritable nature (au grand avantage des malades), en faisant déclarer la douleur pongitive du côté, soit par une toux plus forte, soit par une inspiration plus profonde prise à dessein, ou bien en examinant sur quel côté le malade se couchoit plus difficilement. Mais j'ai suffisamment traité ce sujet.

2° Le malade avoit eu une pleuro-péripneumonie : la douleur avoit été très-vive ; et cependant la plèvre n'étoit enflammée nulle part.

3° Puisqu'au vingtième jour la maladie se trouvoit encore dans son état de crudité, il ne paroît pas qu'on puisse fixer aucun nombre de jours au-delà duquel la saignée ne soit plus praticable, ni que l'aphorisme huitième de la cinquième section soit toujours vrai ; que *toute pleurésie qui n'est pas jugée dans les quatorze jours tourne en suppuration.*

4° Le malade mourut lorsque la maladie étoit encore dans un état de crudité, parce que le poumon enflammé, comprimant le poumon sain, intercepta toute circulation des humeurs. De copieuses saignées, faites coup sur coup et dans les premiers jours, pourroient peut-être quelquefois prévenir la suffocation.

L'illustre Morgagni (L. II. épist. anat. médic. XXI, art. 21, 27, 28) rend compte *d'une inflammation épidémique des poumons*, qui se manifesta pendant l'hiver de 1738, particulièrement dans certains couvens de religieuses, et fit en peu de jours un grand nombre de victimes. Les ouvertures de cadavres présentèrent une inflammation très-grave de tout le poumon, qui suffoquoit en peu de temps les malades, et principalement celles qui avoient cet organe lâche et affoibli avant la maladie.

Cet état de crudité d'une maladie dans laquelle l'un des deux poumons, augmentant de volume par l'engorgement inflammatoire, ne peut plus être contenu dans sa place, déborde dans celle de l'autre poumon, et donne la mort en arrêtant la circulation du sang, Hippocrate semble l'avoir indiqué, lorsque (L. II *de Morbis*) il dit : « Si le poumon » se jette sur le côté, le malade tousse, il respire

» en relevant la tête, il rejette en toussant une sa-
» live blanche, il sent de la douleur à la poitrine
» et au dos; le poumon pousse les parties sur les-
» quelles il s'est jeté, et fait éprouver au malade
» comme un poids dans la poitrine ; il souffre des
» douleurs aiguës pongitives ; son sang pétille
» comme une peau, et gêne la respiration ; il peut
» se coucher sur le côté affecté, et non sur le côté
» sain ; quelque chose de pesant semble lui pendre
» du coté, et il croiroit que l'air passe à travers sa
» poitrine ».

Hippocrate parle ensuite du traitement : « Bai-
» gnez le malade, dit-il, deux fois par jour, dans
» de l'eau tiède, et faites – lui boire de l'hy-
» dromel ».

5° Le poumon enflammé étoit d'un beau rouge,
de la consistance du foie, et d'une pesanteur telle
qu'une portion de ce viscère, détachée et placée dans
de l'eau, gagnoit le fond du vase.

6° Dans les deux malades dont j'ai donné l'histoire, et dans un grand nombre d'autres, j'ai reconnu
la vérité de ce que dit Hippocrate dans ses Coaques:
« Les pleurétiques dont les crachats font beaucoup
» de bruit dans la poitrine, qui ont le visage triste,
» et l'œil jaune et terne, périssent ».

7° La raison pour laquelle le malade ne pouvoit
pas se coucher sur le côté affecté n'est pas aisée à
apercevoir, à moins que nous ne pensions que le
poumon gauche, enflammé dans sa partie moyenne,

et ne tenant au côté que par quelques points, retomboit vers la droite par son propre poids, et occasionnoit la douleur en tiraillant la plèvre.

8° Il ne paroît pas que l'on ait jusqu'à présent
constaté avec exactitude la cause de la douleur pongitive dans les pleurétiques et dans les péripneumoniques. Il est seulement certain d'après les observations, que la douleur ne doit pas toujours être attribuée à l'inflammation de la plèvre, qui souvent
n'existe pas, et à raison de laquelle cette membrane
ne pourroit être tendue par le mouvement que fait
le thorax dans la respiration sans occasionner une
douleur aiguë.

On pourroit peut-être avec quelque vraisemblance
en rendre raison par les adhérences fréquentes des
poumons avec la plèvre; lorque le poumon tuméfié,
devenu plus dur et plus volumineux que dans l'état
naturel, s'étend vers l'autre côté du thorax, ou selon
l'expression d'Hippocrate, *tombe sur le côté :* ce qui
ne sauroit avoir lieu, sans que ces adhérences soient
tendues, tiraillées, et irritent la plèvre.

9° L'amas de sérosité paroît ne s'être formé que
dans les derniers temps de la maladie. En effet, les
gros vaisseaux se trouvant comprimés, et le cours
du sang par les poumons retardé, les parties les plus
ténues s'échappent, ou plutôt sont exprimées, par les
petites branches latérales. D'autres raisons par lesquelles on pourroit expliquer cette espèce d'hydro-
thorax sont consignées avec soin dans l'article

I.   K

XXXIV du second livre des Lettres anatomiques
et médicales de l'illustre Morgagni.

10° On observe presque toujours un pouls obs-
cur, foible, resserré du côté qui est le seul ou le
plus affecté. Au reste l'indication qui se tire du
pouls dans toute espèce de maladie de poitrine, et
principalement dans l'inflammation des poumons,
est peu sûre. Il vaut mieux compter sur celles que
fournit ou la respiration ou la facilité plus ou moins
grande de soutenir la maladie.

Seconde ouverture.

J'ouvris, vers le milieu d'avril, un homme de
moyen âge, qui, je crois, ne fut apporté à l'hôpital
que le neuvième jour de sa maladie : jusqu'à ce moment il avoit été privé de tout secours. La respiration
se faisoit avec bruit, et très-difficilement, en soulevant avec beaucoup de peine le thorax et les épaules,
en tenant la bouche et les ailes du nez retirées, et la
tête relevée. On le plaça dans un lit : mais comme
il ne pouvoit se tenir couché, il resta sur son séant,
et mourut en faisant les plus grands efforts pour respirer.

Le poumon gauche, enflammé par-tout, et tenant
à la plèvre par un grand nombre de fibres et de
membranes, avoit rempli une grande partie du côté
droit du thorax, et il comprimoit fortement de toutes
parts le poumon sain de ce même côté. Il y avoit
dans cette partie du thorax au moins deux livres

d'eau. Les vaisseaux coronaires du cœur étoient ex-traordinairement dilatés et gorgés de beaucoup de sang. La plèvre se trouvant saine dans toute son étendue, c'étoit une nouvelle preuve qu'on a tort dans les pleurésies et dans les péripneumonies de chercher la cause de la douleur pongitive dans l'inflammation de cette membrane.

On voit encore ici la *chute des poumons sur le côté*, et la sérosité amassée dans la cavité du thorax où étoit le poumon sain. On explique facilement l'excessive dilatation des vaisseaux coronaires par la difficulté du passage du sang par les poumons. Les observations anatomiques nous apprennent aussi que l'on trouve souvent, après des inflammations successives des poumons, le cœur agrandi et en quelque sorte anévrismal.

Troisième ouverture.

Un boulanger, âgé de trente-deux ans, fut saisi le 1er mars d'une pleuro-péripneumonie violente, et sur le champ transporté à l'hôpital. On le saigna quatre fois, et on lui administra d'ailleurs avec le soin convenable tous les autres secours que l'on appelle anti-phlogistiques. Le malade s'en trouva mieux, mais un peu tard : cependant la respiration continua d'être moins libre que dans l'état naturel, et accompagnée d'une sorte de disposition catarrhale. Il survint de l'anxiété ; le pouls étoit toujours fréquent et

un peu dur ; il n'y avoit point d'altération ;
homme ne pouvoit se coucher sur le côté droit,
n'étoit pas le douloureux. Le dix-neuvième jour d
la maladie, il est pris d'une douleur très-aiguë da
la partie molle de l'hypochondre gauche : la fièvr
et la soif sont intenses : son visage est entièremen
décoloré, et ses lèvres très-pâles. Rien de ce qui paroissoit indiqué n'ayant été omis, trois saignées ayant
été faites, dont le sang parut très-inflammatoire et
comme l'est ordinairement celui des pleurétiques,
la douleur qui paroissoit fixée dans le côté gauche de
l'abdomen un peu au-dessous du diaphragme ne
tarda guères à disparoître. Cependant le pouls resta
extraordinairement vif, mais sans redoublement.
La difficulté de respirer étoit plus grande : le visage
et tout le corps commencèrent à se tuméfier comme
chez les leucophlegmatiques : on s'apercevoit d'une
fluctuation dans le bas-ventre. Je soupçonnai de là,
et de tout ce qui avoit précédé, une hydropisie purulente. Le malade avoit des sueurs nocturnes très-
abondantes, et quelquefois de la diarrhée, laquelle
au reste fut arrêtée facilement avec la poudre de myrobolans et la rhubarbe torréfiée. Les urines, soit
pendant que dura cette douleur aiguë que l'on rappor-
toit au bas-ventre, soit après qu'elle eut cessé, furent
d'une couleur citrine, et presque naturelles. Le 7 d'a-
vril, surpris tout à coup d'une orthopnée, comme
on le transportoit de son lit dans un autre plus propre,
il expira. Je tiens d'une personne sûre l'histoire des

premiers temps de la maladie, dont je n'ai pas été moi-même témoin.

Le cadavre étoit généralement tuméfié et leuco-phlegmatique. Le côté gauche du thorax contenoit plus de douze livres de pus. La plèvre étoit saine, et on lui trouva adhérens comme des lambeaux des parois du sac formé dans le poumon, et qui s'étoit crevé dans la cavité du thorax. Le diaphragme, pressé de ce même côté par le poids du pus, s'étoit abaissé si avant dans l'abdomen, que la douleur que l'on croyoit avoir son siége dans cette cavité l'avoit effectivement dans celle du thorax, et ne provenoit que de ce que le pus qui remplissoit le sac le disten-doit pour le rompre, et du tiraillement des mem-branes. Les deux poumons, le gauche particulière-ment, étoient corrodés. L'abdomen contenoit environ deux livres de sérosité, quantité trop modique pour qu'on puisse la regarder comme cause de cette fluc-tuation qui étoit si manifeste : ce qui fait voir en-core jusqu'à quel point on doit se fier au sentiment de cette fluctuation. Tous les viscères de l'abdomen furent trouvés dans un état sain.

La fièvre de ce malade fut continue, sans aucun redoublement sensible, et sans aucun autre des ca-ractères qui annoncent qu'une fièvre est produite par la résorption du pus.

Quatrième ouverture.

Le 26 de mai, le chirurgien en second fit devant

moi et devant quelques élèves en médecine l'ouve
ture d'un cadavre. Voici l'histoire de la maladie.

Un homme de cinquante-quatre ans, cocher depuis plusieurs années, fut apporté à l'hôpital le 13
du même mois. Il se plaignoit d'une suppression
presque totale d'urine, qui duroit depuis quatre
jours. La sonde lui ayant été appliquée sur le champ,
il en rendit beaucoup : mais un obstacle vers le col
de la vessie rendoit l'introduction de l'instrument
difficile. Le chirurgien nous assura qu'il n'avoit point
remarqué de pus. Je vais rapporter ce que j'appris
alors, soit du malade lui-même, soit de sa femme,
lorsqu'il fut mort.

Pendant sa jeunesse, il passa quelques années en
Italie, au service d'un prince, en qualité de cocher :
et il disoit à sa femme, dans sa dernière maladie,
qu'il avoit eu alors des suppressions d'urine, et que
la sonde l'avoit soulagé.

Marié deux fois depuis, et père de plusieurs enfans, il se livra beaucoup à la boisson, comme font
presque tous les cochers : mais, dans la dernière
année de sa vie, il ne buvoit du vin que très-modé-
rément, et même il s'en privoit presque entièrement.
Cette même année, il étoit obligé d'uriner fréquemment, et avec d'autant plus de difficulté, la nuit sur-
tout ; en sorte qu'il se levoit deux ou trois fois, contre
son ordinaire, pour lâcher de l'eau.

Au commencement de mars, ayant été frappé par
un cheval aux parties génitales, il se plaignit encore

davantage de difficultés et de douleurs en urinant,
ce qu'il ne faisoit que goutte à goutte. Au commencement d'avril, il fut malade chez lui d'une pleurésie
qui dura treize jours. On le saigna d'abord deux
fois : mais, à l'exception d'une certaine mixture
qu'un médecin lui prescrivit, il ne fit aucun autre
remède. Il paroissoit bien remis de cette maladie,
puisqu'il recommença à mener. Mais il lui restoit
une petite toux, avec des crachats jaunâtres, et une
légère oppression de poitrine.

Après les premiers jours de mai, la difficulté d'u-
riner, la strangurie et même quelquefois l'ischurie
le tourmentoient plus fort qu'auparavant. Comme
il l'avoit déjà fait en Italie, il se servoit d'une bougie très-mince qu'il amincissoit encore à sa pointe et
qu'il frottoit d'huile pour l'introduire dans l'urèthre,
et ouvrir une issue à l'urine, qui après cette ma-
nœuvre se supprimoit de nouveau.

Enfin, on nous l'amena, n'ayant point uriné depuis quatre jours, et n'ayant rien bu pendant tout
ce temps, de peur, disoit-il, d'augmenter la quantité des urines. Il avoit un pouls fébrile, dur et fort,
beaucoup d'altération, la gorge sèche, comme s'il
eût été attaqué d'une inflammation. On le saigna :
le sang se couvrit d'une croûte inflammatoire très-
épaisse. Après la saignée, les urines coulèrent librement : mais comme elles se supprimèrent pendant
la nuit, et que la soif étoit considérable et pressante,
on lui tira encore du sang, dont la couenne se trouva

K 4

être comme la première fois. Il buvoit en même-temps d'une tisane d'orge avec l'oximel, d'une émulsion faite avec les semences froides, et nitrée. On lui appliquoit en outre un cataplasme émollient au périnée, à la racine de la verge et au pubis. Les urines coulèrent alors librement, mais toujours goutte à goutte.

Le quatrième jour depuis son entrée à l'hôpital, il lui survint une diarrhée que rien ne pouvoit arrêter, quoiqu'on la suspendît de temps en temps avec les myrobolans, la rhubarbe torréfiée, et le laudanum. Le malade ne ressentoit aucune douleur; il étoit d'une apathie singulière : son pouls, auparavant fréquent, fort et dur, étoit devenu petit, foible, sans trop de fréquence. La langue qui étoit nette ne fut plus humide, et elle devint ensuite sèche comme du bois. La forme de sa bouche présenta ce qu'on appelle le ris sardonique, et resta ainsi pendant les sept ou huit jours qu'il vécut encore. Il eut un délire léger, puis un délire complet; il abandonnoit ses membres de côté et d'autre dans son lit. On lui administra les anti-septiques les plus vantés. La tête revenoit par intervalles : le pouls, se relevant quelquefois, retomboit de nouveau. J'employai inutilement les sinapismes, les vésicatoires, et autres stimulans, et les anti-septiques. Des vésicatoires très-puissans, appliqués deux fois sur le même endroit, excitèrent à peine quelques petites cloches isolées. Le malade mourut le 25 mai.

On l'ouvrit le lendemain, et on remarqua ce qui suit :

La cavité droite de la poitrine, ayant été ouverte, fournit à peu près une livre d'eau mélangée d'un peu de pus. La plèvre formoit avec le poumon les parois d'un petit abcès, dont la rupture laissa échapper un peu de pus mêlé avec de l'eau. Dans la cavité gauche, le poumon étoit par-tout adhérent au diaphragme, excepté un espace entre ces deux organes qui contenoit environ deux onces de pus. Il y avoit aussi entre le poumon et la plèvre, à la région qui répond à l'omoplate, un abcès contenant au moins cinq onces de pus. La même cavité fournit une demi-livre d'eau. Les poumons, tachetés à leur surface, étoient d'ailleurs sains. On trouva des concrétions polypeuses dans le cœur et dans les gros vaisseaux.

L'abdomen ouvert, nous trouvâmes le foie plus volumineux qu'à l'ordinaire, mais sain; la rate d'un volume double, et d'ailleurs saine dans tous ses points, mais cédant trop aisément à un toucher un peu rude. Le rein gauche, rempli d'une infinité de petits abcès, étoit beaucoup plus gros que dans l'état naturel ; et les conduits de Bellini, remplis de pus, représentoient comme autant d'abcès : la substance interne du rein étoit aussi tellement altérée, qu'il paroissoit que le pus s'y étoit formé plutôt qu'il ne s'y étoit porté d'ailleurs. Le rein droit et les intestins ne présentoient rien d'extraordinaire. Je ne trouvai aucunes traces de bons, aucunes cicatrices. La vessie, dont les rois étoient épaisses et charnues, offroit dans fond de petits points comme des œufs de fourmis mais rouges, et qui étant ouverts donnèrent pus. L'urèthre, séparé du tronc et disséqué, présenta deux abcès ouverts de part et d'autre ; ils étoient dans la prostate : le droit auroit pu contenir une noix muscade, le gauche étoit trois fois plus considérable. On trouva dans le voisinage plusieurs petits abcès qui, ouverts, fournirent un pus bien conditionné. Du reste, il n'y avoit point d'excroissance : on apercevoit un grand nombre des petites lacunes de Morgagni. L'urèthre, du côté du gland, étoit très-rouge et comme enflammé. Le testicule droit, ayant paru d'un volume presque double, fut disséqué : mais c'étoit de l'eau qui, renfermée entre sa substance propre et la membrane vaginale, formoit cette tumeur. Nous n'eûmes pas le temps d'ouvrir la tête, ni d'examiner les uretères et les vésicules séminales.

Il y a dans cette ouverture plusieurs choses dignes de remarque. Quoique le malade, questionné à plusieurs reprises, n'ait rien avoué qui prouve qu'il avoit eu autrefois la gonorrhée, cependant bien des circonstances rendent cette opinion extrêmement probable. Ces obstacles dans l'urèthre paroissent avoir eu lieu depuis long-temps, et provenir, comme c'est le cas le plus ordinaire, de gonorrhées mal traitées ou négligées. Il en résulte quelquefois que l'urine ne passe qu'avec des efforts qui ont besoin d'être long-temps soutenus pour pouvoir les vaincre. Certains individus sont sujets pendant toute leur vie à cette incommodité , sans qu'il leur survienne rien de plus grave : mais si ces obstacles viennent à s'enflammer, et qu'ils augmentent de volume, ils obstruent nécessairement le canal de l'urèthre presque dans sa totalité.

On a beaucoup disputé sur la nature de ces embarras de l'urèthre. Brunner (Ephém. des cur. de la nat. cent. I, obs. 97) a placé au nombre des fictions inventées par les chirurgiens les caroncules ou excroissances dans l'urèthre , et il attribue plutôt ces obstacles dont je parle à une constriction et à un rétrécissement considérable de ce canal. Gensel au contraire (Ephémér. des cur. de la nat. cent. 6, observ. 84) est un chaud partisan de l'existence des caroncules. Mais comme il est constaté par les dissections anatomiques, qu'on trouve dans l'urèthre des vestiges de cicatrices; comme les orifices des lacunes de Morgagni qui , selon toute apparence , sont le siége des gonorrhées les moins fâcheuses , peuvent s'enflammer, se corroder, éprouver un rapprochement de leurs bords, et, par une propriété commune à toutes les parties de notre corps, se remplir d'une nouvelle substance trop abondante, et se consolider par une cicatrice inégale : je ne vois pas comment cette dernière opi-

nion seroit invraisemblable, et même pourquoi e
ne pourroit être appuyée sur des observations. D'u
autre côté, un grand nombre de faits prouvent que
quelquefois l'urèthre, libre de tout obstacle proéminent, se resserre néanmoins, et se rétrécit dans
un ou dans plusieurs endroits, comme l'a prétendu
Brunner.

Mais il est pareillement hors de doute qu'on rencontre dans l'urèthre des obstacles d'une toute
autre nature que ceux dont je viens de faire men-
tion, savoir, l'endurcissement et la tuméfaction
des glandes de cet organe. Si ce sont celles qui
avoisinent le sphincter, elles empêcheront la vessie
de se fermer exactement ; en sorte que d'abord
l'urine s'échappera goutte à goutte et continuellement entre ces tubercules, et qu'ensuite, le gonflement de ceux-ci augmentant, le canal se fermera
tout-à-fait.

C'est de ce dernier genre d'obstacles, c'est-à-
dire d'un gonflement, ensuite d'une inflammation,
et enfin (par la force de cette inflammation) d'une
suppuration des glandes, que notre malade paroît
avoir été attaqué. De là ses efforts pour exprimer
son urine au travers. On explique encore de cette
manière comment, au moyen d'une bougie fine
introduite dans le canal, il parvenoit à rétablir le
cours des urines, quand elles étoient totalement
supprimées.

On seroit tenté de croire que cette bougie placée

dans l'urèthre augmentoit l'obstruction. Mais, les tubercules se trouvant comprimés par ce moyen, le canal lui-même ne l'étoit pas si exactement, qu'il ne restât de côté et d'autre un espace par lequel l'urine pouvoit s'échapper.

Ceux qui ont des excroissances charnues qui bouchent le passage sont pareillement soulagés par l'usage des bougies ou d'une sonde quelconque.

Mais ceux dont le canal est resserré et rétréci, sur-tout si le passage est tortueux, ne retirent aucun bénéfice de la sonde, ni même des bougies médicamenteuses, desséchantes, caustiques : souvent, au contraire, ces moyens leur sont très-nuisibles ; ils irritent l'urèthre qui se resserre plus fortement ; l'urine ne sort plus que par un filet très-mince, et avec beaucoup de difficulté ; l'inflammation survient, et de là l'ischurie.

Je ne sais par quel malheur les maladies de l'urèthre, quoique très - fréquentes, sont encore si difficiles à guérir, et comment on est si peu d'accord sur le traitement qui leur convient. Il y en a qui rejettent toute espèce de bougie médicamenteuse, et n'admettent que celles qui ouvrent un passage aux urines mécaniquement, comme je l'ai exposé plus haut. D'autres, et c'est peut - être le plus grand nombre, se servent des bougies pour détruire les obstacles.

Des hommes qui ont beaucoup d'expérience dans cette partie, et qui ont beaucoup employé les bou-

gies, m'ont avoué n'avoir procuré quelquefois qu'
peu ou point de soulagement, et même avoir
beaucoup nui à leurs malades par ce moyen. Mes
observations personnelles sont encore en trop peti
nombre, pour que je puisse statuer rien de certain. Je puis dire cependant que dans ce peu de
cas les bougies médicamenteuses ne m'ont jamais
été d'aucun secours.

Je pense que la difficulté de la guérison vient le plus
souvent de celle infiniment grande du diagnostic du
mal, c'est-à-dire de s'assurer de la nature et du caractère de l'obstacle. On doit donc rechercher si le
gonflement des glandes de l'urèthre est la cause
du mal, quel qu'il puisse être, dysurie, strangurie,
ischurie; ensuite de quelle espèce est la tumeur.
En effet, le traitement sera différent, si elle est
squirreuse, ou attaquée d'inflammation, ou dans un
état de relâchement et distendue par un mucus
abondant qui l'abreuve.

J'ai vu une ischurie et des envies d'uriner, qui
avoient un caractère de ténesme, cesser lorsqu'un
mucus blanchâtre et sans âcreté couloit par l'u-
rèthre, et revenir par degrés douze heures après
environ, à mesure que cette excrétion de mucus
étoit moindre : lorsqu'elle étoit supprimée, le
ténesme pour uriner prenoit presque à chaque quart
d'heure; et si de très-grands efforts en exprimoient
une nouvelle quantité, le mal diminuoit en proportion. La maladie offroit ce spectacle presque tous

les jours. Il arriva rarement que le malade pissât librement pendant deux jours consécutifs. Les fondans salins lui furent très-utiles, principalement les eaux de Seltz, non coupées avec du lait. Il croyoit sentir quelque chose qui obstruoit le canal vers la racine de la verge, toutes les fois que les urines avoient peine à passer : mais quand leur cours étoit rétabli, il ne se plaignoit plus nulle part ni d'ardeur, ni de douleur, ni de sentir un obstacle. On entremêla les fortifians avec les fondans : mais on n'employa aucun remède topique, parce que le malade les rejeta tous.

On recherchera encore s'il y a simplement constriction et resserrement de l'urèthre, ou bien si c'est une substance charnue proéminente, ou des cicatrices inégales, afin de former un diagnostic exact, et de parvenir à connoître ce qu'il convient sur-tout *de ne pas faire*, plutôt que de rester dans l'incertitude sur la nature de la maladie, et d'errer, sans aucune règle certaine, entre des méthodes différentes et souvent très-opposées les unes aux autres.

La fièvre inflammatoire, qui se manifestoit par la soif, par un pouls fort, plein, dur, et par d'autres symptômes, en outre quelques cas à peu près semblables me déterminèrent à ne me point servir de bougies, et, après avoir évacué la vessie par le moyen du cathéter, à employer une méthode purement anti-phlogistique, me contentant d'appliquer des fomentations très-émollientes sur les parties voisines. Je crois que le gonflement des glandes avoi produit cette difficulté d'uriner qu'il éprouvoit puis tant d'années. Mais comme ce gonflement n'aug mentoit pas, il n'en étoit pas si fort incommodé jusqu'à ce qu'enfin ces glandes s'enflammant devinrent d'un volume plus considérable.

Le métier de cocher pouvoit avoir beaucoup contribué à enflammer ces tubercules, parce que toutes les parties voisines de l'urèthre sont sans cesse secouées et froissées par le cahotement de la voiture: ce qui a lieu bien plus encore lorsqu'on va à cheval.

D'ailleurs les hommes de la classe de celui qui nous occupe sont livrés au vin et à la bière, et encore à tout ce qu'il y a parmi ces boissons de plus médiocre, d'aigre, de portant aux urines, et de propre à enflammer.

Il faut observer en outre, ce qui est la première cause de tout le mal, que les gonorrhées que ces hommes-là gagnent sont ou entièrement négligées, ou traitées par de mauvaises méthodes.

Je connois beaucoup d'exemples de gonorrhées mal traitées, non-seulement par des chirurgiens peu expérimentés, mais aussi par d'autres, et par des médecins même recommandables par une longue et nombreuse pratique.

J'étois souvent surpris qu'on employât une méthode si défectueuse contre une maladie qui est si commune, et qu'il se commît chaque jour des erreurs aussi graves. J'ai vu plusieurs cas où, après avoir donné un purgatif drastique (méthode qui étoit adoptée même par des hommes très-instruits, et que je sçais n'être pas encore entièrement abandonnée), l'écoulement de la matière virulente s'arrêtoit, et bientôt il survenoit du délire et une maladie aiguë très-cruelle, au-dessus de toutes les ressources de l'art.

Ceux qui eurent dans l'hôpital des maladies aiguës produites par cette cause, moururent presque tous. Il s'en rencontroit quelquefois, parce que n'étant instruit ni par leur aveu, ni par la présence d'aucun symptôme, je les traitois comme s'ils eussent été attaqués d'une fièvre aiguë simple, tandis que cette fièvre étoit occasionnée par un virus caché, et exaspérée par le traitement contraire dont je viens de parler.

Lorsque ces malades avoient été quelques jours entre mes mains, ou j'apercevois quelques signes de virus caché, ou j'apprenois de façon ou d'autre et la véritable cause du mal, et ce qui s'étoit passé avant leur entrée à l'hôpital. Quelquefois c'étoit une gonorrhée supprimée par un purgatif violent, et une maladie très-aiguë qui en étoit résultée. En effet, un grand nombre de personnes, sur-tout dans le peuple, ont cette mauvaise opinion, que le virus vénérien peut être détourné de la partie qu'il affecte et évacué par les selles ; en conséquence on se traite soi-même, et on prend chez l'apothicaire de l'eau-de-vie purgative, ou bien de la ré-sine de jalap dissoute dans de l'esprit de vin.

Si cette méthode est extrêmement pernicieu
il y en a une autre qui n'attire pas une mort aussi
prompte, mais des maux sans nombre, tels que
ceux qui firent périr le cocher.

En effet, bien des gens, quand ils ont une gonorrhée, ne désirent qu'une chose, c'est de voir
l'écoulement s'arrêter le plutôt possible. En conséquence, soit par le conseil de chirurgiens sans
expérience, soit de leur propre mouvement, ils
prennent de la térébenthine ou d'autres styptiques
qui arrêtent l'écoulement, ou bien ils font des in-
jections avec l'eau de chaux et le vinaigre lithargiré.

De là ces maux sans nombre; de là ou une vérole enracinée, ou, ce qui n'est qu'un moindre inconvénient, des maladies de l'urèthre souvent in-
curables. Mais sur-tout il arrive par cette méthode
que les parties enflammées et tuméfiées par le virus
vénérien s'endurcissent, principalement si elles sont
glanduleuses : d'où résultent des difficultés d'uriner, ou même l'impossibilité de le faire sans le secours de la sonde, et la crainte perpétuelle que ces
tubercules, jusqu'alors indolens, ne deviennent
douloureux, ne s'enflamment, et ne fassent périr le
malade, si le mouvement des humeurs s'accélère
par une cause quelconque.

La méthode d'après laquelle je traite avec le plus
grand succès les gonorrhées récentes se distingue
par sa simplicité, et par son analogie avec la nature
de ce mal.

Que ces malades se privent entièrement de viande et de vin ; qu'ils ne vivent que de bouillons avec des légumes ; qu'ils boivent abondamment d'une tisane de mauve, de guimauve, avec addition de temps en temps de quelques figues ou de raisins secs, etc. Quelques-uns y ajoutent un peu de lait, et ils boivent par jour douze livres de cette décoction, et même davantage.

Cependant on baigne presque continuellement la verge dans de l'eau tiède, et on lave en même-temps le gland, de peur que quelque partie de l'humeur virulente, séjournant entre lui et le prépuce, ne produise des érosions et des ulcères vénériens. Je crois qu'il importe toujours beaucoup, pour abréger la cure, de se laver les parties très-fréquemment. En effet, si un individu bien portant contracte la maladie dans un coït impur, parce que le virus s'attache au gland et est absorbé ; pourquoi celui qui est déjà infecté ne s'infectera-t-il pas sans cesse de nouveau, s'il n'a soin d'enlever assez souvent la matière qui se loge entre le gland et le prépuce ? C'est ainsi qu'un galeux prolonge sa maladie, et se communique de nouveau la contagion, s'il ne purifie pas fréquemment ses habits imprégnés de la matière de la gale, ou ne les remplace pas par d'autres.

Quand on traitera une gonorrhée récente, on se souviendra qu'on a affaire à une partie enflammée et glanduleuse, et qu'il faut toujours tenter tous

les moyens possibles de parvenir à résoudre doucement l'inflammation. On se gardera donc d'employer les remèdes térébenthinés et autres *styptiques*, soit en injection dans l'urèthre, soit à l'intérieur, ainsi que les purgatifs, même les plus doux,
sachant bien qu'il n'existe aucun purgatif véritablement anti-phlogistique, qui n'accélère, au moins un
peu, le mouvement du sang, et par là même n'augmente l'inflammation. On les remplacera par des
lavemens émolliens.

Cinquième ouverture.

Je vais donner ici une observation faite sur un
autre cocher, telle que je l'ai consignée dans mon
journal, l'automne dernier.

Cet homme, âgé de quarante - trois ans, fut
traité quatre ans auparavant d'une gonorrhée, par
un chirurgien. Je soupçonne qu'il en avoit eu plusieurs autres, soit avant soit après celle-là. Il avoit eu
aussi quelques pleurésies très-graves. Enfin, depuis
six mois, il se plaignoit souvent d'ardeurs d'urine.

Le 2 d'octobre 1775, il éprouva une dysurie,
et une strangurie plus forte qu'à l'ordinaire.

Les trois jours suivans, il se trouvoit mieux ;
il urinoit plus facilement et plus abondamment.
Jusqu'alors il n'avoit point cessé de faire son métier de cocher.

Le 5 octobre au soir, revenu chez lui après avoir
bu beaucoup de bière, il se coucha : mais bientôt

après il se plaignit d'ardeurs et d'un ténesme très-
douloureux pour uriner ; il poussoit des cris ; il
s'agitoit ; il ressentoit de la douleur dans l'hypogastre, et jusqu'à la racine de la verge ; il ne pouvoit dormir.

Le jour suivant, 6 d'octobre, et le 7 pareillement, mêmes accidens, mais très-augmentés ; une
agitation extrême, le corps courbé en avant à cause
de la violence de la douleur ; des efforts pour uriner très-fréquens et très-douloureux. Le 7 au
soir, on lui mit la sonde pour la première fois ;
mais elle ne parvint pas jusqu'à la vessie. Dans les
efforts que l'on fit pour l'introduire, le stylet ayant
été retiré, il sortit par la canule une once de pus
de bonne qualité, mais point d'urine. On tenta
plusieurs fois inutilement l'introduction de la sonde.

Le 8 d'octobre, au matin, l'état du malade étoit
comme celui de la veille. Dans l'après-midi, tandis qu'au milieu des efforts continuels pour uriner
il alloit à la selle, tout à coup, vers les trois heures,
il s'écrie que quelque chose vient de se rompre dans
son corps, et il devient roide et livide par-tout. Une
sueur froide très-abondante se ramasse par gouttes.
Bientôt après il est plus tranquille et couché : l'abdomen est tuméfié et douloureux au toucher : plus
d'efforts pour uriner.

Le 9, on appela un médecin qui, témoin des
efforts superflus que faisoit le chirurgien pour son-
der le malade, conseilla la ponction au périnée. On

suivit son avis, et il sortit un jet d'environ une once d'urine et très-peu de sang. Enfin, comme malgré toutes les tentatives il ne sortoit plus rien, on retira la canule.

Le 10 octobre au soir, un autre médecin fit faire la ponction de la vessie au-dessus de la vessie : mais il ne sortit pas une goutte d'urine. Vers le milieu de la nuit, il en sortit cinq livres spontanément par l'urèthre. Le ventre s'affaissa considérablement ; il ne restoit plus de douleur nulle part. Vers midi du jour suivant, lorsque le malade espéroit lui-même beaucoup, et que quelques personnes qui étoient présentes lui prédisoient de bonne foi un prochain retour à la santé, jouissant de tous ses sens et de toute sa tête, il expira tout à coup fort tranquillement.

L'ouverture se fit le 12 octobre au matin. On commença par l'urèthre qui présenta autour du sphincter de la vessie, 1° de petits ulcères gangréneux ; 2° la prostate et les glandes qui l'avoisinent tuméfiées, enflammées et gangrénées en grande partie.

Ayant ouvert les tégumens de sa hernie inguinale, on trouva une production du péritoine en forme de sac, qui contenoit une portion des intestins grêles. On les fit rentrer aisément par l'anneau dilaté.

A l'ouverture de l'abdomen, il se répandit une grande quantité d'urine. La vessie étoit crevée dans son fond, et la rupture étoit bien de deux travers de doigt. On trouva les intestins grêles légèrement enflammés dans quelques endroits, et un commencement de gangrène. Dans la partie supérieure de l'urèthre qui regarde les os pubis, on observa une plaie longue d'un pouce et demi, suivant la direction du canal, récente, et se terminant vers la racine de la verge, un peu avant le sphincter. La ponction faite à l'hypogastre, entre le péritoine et les muscles abdominaux, se perdoit dans sa direction vers le bassin. La maladie et l'ouverture de cet homme nous apprennent plusieurs choses :

1° Cette blessure récente de l'urèthre étoit due à la sonde. Quand on force trop l'instrument, il arrive très-souvent qu'il se fait une fausse route. Les sondes moins courbées, et faites d'une lame mince tournée en spirale, sont celles qui réussissent le mieux.

2° Toutes choses égales d'ailleurs, le lieu le plus favorable pour la paracentèse de la vessie paroît être celui où les modernes ont coutume de pratiquer la cystotomie, c'est-à-dire le périnée. Si on fait la ponction à l'épigastre, on sera moins sûr de l'opération. En effet, quoique la vessie s'élève jusques là lorsqu'elle est distendue par une grande quantité d'urine, cependant dans les individus qui ont beaucoup d'embonpoint, on n'est pas sûr du degré de profondeur que doit avoir la ponction. D'ailleurs il pourroit arriver que, la vessie se retirant plus profondément dans le bassin lorsqu'elle se vide, le bout de la canule ne fût plus dans sa cavité, sur-tout si le chirurgien employoit le trois-quart ordinaire qui sert dans l'hydropisie.

3º On doit tirer du cas qui nous occupe un précepte bien important, savoir, de ne jamais différer dans les grands dangers d'apporter les grands secours. Si la ponction de la vessie eût été pratiquée le 7 ou le 8 octobre avant midi, elle eût certainement sauvé le malade.

4º Quand on la fit, l'urine étoit déjà répandue dans l'abdomen. La sonde introduite dans l'urèthre le 9 octobre, et retirée peu de temps après, étoit teinte d'une couleur plombée.

5º La raison pour laquelle les urines coulèrent spontanément douze heures avant la mort est assez claire. En effet, la gangrène étant survenue, les tumeurs qui les empêchoient de passer s'affaissèrent, comme cela arrive à toute tumeur inflammatoire, lorsque la gangrène s'en empare.

6º L'absence de la douleur, la tranquillité de l'ame (la respiration seule continuant d'être fort courte), la tête toujours présente, la grande gaieté du malade, parce qu'il se croyoit hors de danger, trompent très-souvent ceux qui ne sont pas assez sur leurs gardes, et qui promettent une guérison prochaine, au moment même où la gangrène donne la mort.

Cette mort si peu attendue est souvent celle des

malades attaqués d'inflammation aux intestins, ou d'une hernie étranglée.

7°. Des gonorrhées répétées, une diathèse inflammatoire du sang suffisamment prouvée par plusieurs pleurésies antécédentes, les excès de bière expliquent très-clairement d'abord la naissance des tubercules, ensuite leur suppuration. J'y ajoute le métier de cocher qui a contribué à déterminer l'inflammation à attaquer de préférence ces parties.

Sixième ouverture.

Un cocher, âgé de 47 ans, qui s'étoit bien porté depuis plusieurs années de suite, fut attaqué d'une péripneumonie le dernier jour du carnaval de cette année, où il faisoit un froid très-rigoureux, qu'il fut obligé d'endurer pendant plusieurs heures sur le siége de sa voiture. Il alla ensuite se coucher, et se fit saigner deux fois, abandonnant du reste sa maladie aux soins de la nature. Ce ne fut que vers pâques qu'il avoit recouvré des forces suffisantes pour reprendre ses occupations ordinaires.

Le 12 juin, dans l'après-midi, il eut un grand frisson : le soir il vomit ce qu'il avoit pris ; il n'avoit point d'appétit, et il avoit soif : il lui survint une douleur des lombes et un point dans le côté gauche avec de la toux : il ne dormit point de la nuit.

Le lendemain, augmentation de tous les accidens. On le saigna le soir : ce qui ne le soulagea que pour

fort peu de temps. Le 14 et le 15, son état ne fit
qu'empirer.

Le 16, il prit l'émétique de son propre moûve-
ment : ce qui lui fit vomir sept fois, au milieu de
douleurs très-vives dans la poitrine, l'estomac et le
bas-ventre, des matières jaunes, rousses, amères :
il alla à la selle presque autant de fois.

La nuit suivante, point de sommeil, et beaucoup
d'agitation.

Le 17 juin, qui étoit le sixième de la maladie,
ayant été transporté à l'hôpital, il fut trouvé dans
l'état suivant : une douleur qui s'étendoit depuis la
mamelle gauche jusqu'à l'os des iles, et au delà,
qu'irritoient une toux considérable, le mouvement
de l'inspiration et le toucher; une grande soif, l'impossibilité de se coucher sur le côté affecté; des crachats écumeux, teints de sang; une respiration
bruyante; le pouls fréquent, fort, dur; la langue
blanche, humide. On lui fit sur le champ une saignée
copieuse, et on appliqua un cataplasme émollient
sur le siége de la douleur : on lui donna abondamment une boisson émolliente, anti-phlogistique, tiède.
Le sang étoit inflammatoire. La nuit, le sommeil
fut très-troublé.

Le 18 de juin, septième jour de la maladie, plus
de douleur de côté : le malade se couchoit avec une
égale facilité dans tous les sens : sa respiration étoit
fréquente, s'exécutoit avec bruit, par le mouvement
seul de l'abdomen, le thorax demeurant immobile :

l'inspiration se faisoit en deux temps : le pouls, auparavant fort, étoit devenu foible, mou, et beaucoup plus fréquent : l'urine étoit rousse et point sé-
dimenteuse : la toux modérée, les crachats écumeux,
en petite quantité : le ventre très-relâché : la langue
blanche et humide. Du reste le malade conservoit de
la force, sa présence d'esprit, une mémoire exacte
du passé, jusqu'aux détails les plus minutieux, et
une manière de raconter plaisante ou plutôt gaie,
assez ordinaire aux gens de sa classe, et beaucoup
de vivacité : il répondoit juste aux questions : il se
tournoit avec beaucoup de facilité sur tous les côtés :
son visage différoit peu de celui d'une personne en
santé : il n'éprouvoit aucun sentiment d'oppression
ou de difficulté à respirer.

Dans cet état de choses, comme on s'aperçut que
la tête se prenoit, on appliqua un large vésicatoire
à la nuque. Bientôt après, le pouls, de foible qu'il
étoit, devint extrêmement fort, plein, dur, et très-
fréquent. En conséquence, on fit une nouvelle saignée, mais sans succès. Comme le ventre étoit trop
relâché, on supprima tout ce qui pouvoit l'exci-
ter même très-légèrement, par exemple le nitre et
le miel. Les émulsions, les mucilagineux, les narcotiques furent sans effet. Ce jour-là, il parut quelques
crachats cuits. Vers le soir, le pouls varia beaucoup.
Le reste fut comme à l'ordinaire. La nuit il survint
un léger délire. Au point du jour le malade mourut.

On l'ouvrit le lendemain. La poitrine ayant été

d'abord ouverte, on trouva le poumon droit sain : mais le gauche étoit enflammé dans sa totalité, non pas cependant à un très-haut degré; car sa substance, quoique plus ferme que dans l'état naturel, l'étoit moins que dans une inflammation violente, et quand on en projetoit quelque portion dans l'eau, cette portion s'enfonçoit difficilement et tard. D'autres portions restèrent constamment suspendues entre deux eaux. .

Outre cela, une certaine matière assez semblable à celle des crachats cuits remplissoit les ramifications des bronches, et sortoit en abondance quand on pressoit le poumon. Entre ce poumon gauche et le dia-phragme se trouvèrent quelques onces d'une sérosité jaunâtre ; et dans le même endroit une matière lar-dacée de presque un demi-doigt d'épaisseur, res-semblant par sa couleur et par sa ténacité à de la couenne inflammatoire, recouvroit le bord inférieur du poumon, en sorte qu'au premier aspect on l'au-roit prise pour la parois d'un abcès crevé : mais ces lambeaux suivoient facilement le doigt qui les tiroit, et laissoient apercevoir en - dessous la substance du poumon et des parties voisines dans son état d'inté-grité.

Le médiastin étoit légèrement enflammé; la plèvre saine, quoique dans beaucoup d'endroits de la double cavité elle tînt aux poumons par des attaches char-nues et comme ligamenteuses fort épaisses. Les vais-seaux coronaires étoient plus gros qu'ils ne le sont ordinairement, gorgés de beaucoup de sang, et presque variqueux.

L'épiploon étoit enflammé dans sa totalité. Les intestins grêles l'étoient dans beaucoup d'endroits, et on apercevoit cà et là un commencement de gangrène.

La tête ayant été ouverte, la dure-mère parut gorgée de sang, enflammée dans plusieurs points, et dans sa portion qui sépare le cerveau du cervelet, tissue de fibres épaisses et parallèles. L'inflammation de la pie-mère étoit plus considérable et presque générale. Le cerveau lui-même étoit parsemé de points rouges plus multipliés et plus étendus que de coutume.

On voit ici la vérité de ce que disoit Hippocrate (L. de Prœnot. Coac.) » : *Une respiration fré-* » *quente et courte indique de l'inflammation* » *dans les organes principaux : et* (ibid) *une res-* » *piration prolongée, forcée, peu sensible, une* » *inspiration double sont mortelles* ».

Il suit encore de ceci qu'une respiration qui se fait avec bruit, et des douleurs qui s'appaisent sans cause sont condamnées avec fondement par Hippocrate.

Il faut donc, suivant le précepte de Baglivi lui-même, former son pronostic dans les maladies de poitrine, non pas d'après cette amélioration trompeuse des symptômes, mais d'après le plus ou le moins de liberté de la respiration.

C'est encore ici le cas d'appliquer ce passage de

Celse (L. 2. chap. 7) : « La tête est affectée chez
» ceux qui, ayant des causes de douleurs, n'en ont
» pas le sentiment; et on doit craindre le délire,
» lorsque le malade a la parole plus prompte que
» dans l'état de santé, et qu'il lui survient une lo-
» quacité subite et plus libre que de coutume ».

Septième ouverture.

Une fille, âgée de trente ans, maigre, bilieuse, fut
reçue à l'hôpital le 24 juillet. Voici l'histoire de sa
maladie.

Depuis huit jours elle avoit chaque jour un accès
de fièvre. L'accès commençoit ordinairement par un
vomissement de bile spontané. Quelquefois, et cela
dans les premiers jours, outre le vomissement, il y
avoit des selles, mais modérées. Jusqu'à cette époque,
elle ne garda point le lit.

Le jour qu'elle entra, elle avoit la langue bilieuse,
la bouche amère, enduite d'un mucus tenace, l'appétit perdu, la respiration difficile. Elle ne vomit
point dans le premier accès qui lui survint. Une légère couleur jaune parut sur tout son corps, particulièrement au visage; et l'on aperçut çà et là quelques pétéchies peu considérables et d'un rouge sale.
L'ouïe étoit un peu dure.

Après avoir fait précéder les fondans avec l'oximel, le rob de sureau et un sel neutre quelconque,
je provoquai le vomissement avec l'ipécacuanha. La
malade vomit difficilement, et en petite quantité,

une matière jaune, très-épaisse et tenace. Je repris l'usage des fondans.

Le troisième jour depuis le vomitif, le pouls devint foible, intermittent, rémittent, et de toute manière inégal. Il survint de l'assoupissement, un sommeil presque continuel, du froid aux extrémités, et par intervalles une sueur froide, comme si la malade eût été sur le point d'expirer. Quand on lui faisoit des questions, elle s'éveilloit, répondoit convenablement, et ne se plaignoit que d'avoir la bouche amère. Je cherchois à soutenir les forces ainsi vacillantes avec le quinquina, le camphre, les sinapismes et les vésicatoires. Ces derniers ne mordirent point.

Elle mourut le cinquième jour de son arrivée, qui étoit le treizième de la maladie.

L'ouverture du cadavre présenta ce qui suit :

Le crâne ayant été ouvert, on trouva que la couleur de la substance corticale du cerveau étoit plus brune qu'à l'ordinaire, et d'un rouge livide clair. Il y avoit dans chaque plexus choroïde une grappe d'hydatides, dont la plus considérable avoit la grosseur d'un pois. La moelle alongée paroissoit, soit au doigt, soit au scalpel, avoir la dureté du foie.

A l'ouverture de la poitrine, on trouva le poumon droit fortement adhérent à la troisième, quatrième, cinquième des vraies côtes, en comptant par en haut.

Dans l'abdomen, la couleur de tous les intestins étoit livide et très-différente de la couleur naturelle. L'épiploon étoit noirâtre et putréfié. La membrane interne de l'estomac étoit de la même couleur, particulièrement dans son fond ; mais vers le pylore, elle se trouvoit légèrement enflammée. On trouva dans la cavité une matière de la couleur du médicament que la malade avoit pris, mais très-muqueuse et filante.

La vésicule du fiel étoit très-pleine, et teinte d'une couleur jaune très-intense, qui paroissoit aussi sur les parties voisines du foie. Quand on l'ouvrit, elle donna une matière noire au premier aspect, tenace, ressemblante à une huile très-ancienne, et épaissie comme si ce n'en eût été que la lie. Un papier qu'on trempa dans cette matière s'imprégna d'une couleur jaune foncée. La substance du foie n'étoit point altérée, mais d'une couleur plus terne et plus brune qu'à l'ordinaire.

Cette ouverture de cadavre, et autres semblables, me paroissent donner une juste idée de la cause et du siége des maladies malignes et pétéchiales, ainsi que la manière dont elles deviennent mortelles. En effet, elles ne sont pas dues uniquement à un appareil de crudités putrescentes dans les premières voies, mais à une bile qui pèche et par sa quantité et par altération. Cette bile tenace, glutineuse, semblable à de la lie d'huile, âcre, dont une partie séjourne dans la vésicule du fiel, l'irrite, la distend : une autre partie (c'est sa portion la plus ténue) est résorbée du système gastrique et bili-fère ; cette bile nous donne, par sa présence, une explication bien claire des symptômes que l'on observe ordinairement dans une maladie maligne.

Cette matière bilieuse paroît devenir mortelle de différentes manières, soit en enflammant l'estomac et les intestins sur les parois desquels elle s'épanche, soit, sans qu'aucune inflammation précède, en les affectant de nécrose et d'une sorte de gangrène ou de sphacèle.

L'inflammation, souvent produite par cette bile âcre, est vraisemblablement d'une espèce particulière et *maligne*, bien différente de celle que l'on doit appeler *bénigne*, et que l'on guérit aisément par les saignées, les délayans et les émolliens.

Cette matière bilieuse et âcre, se résorbant et se portant sur d'autres parties, leur cause le même mal, c'est-à-dire, ou l'inflammation, ou une nécrose suivie de la mort. Ainsi on trouve chez les uns le cerveau, chez les autres le poumon, ou quelqu'autre viscère affecté, selon qu'un état de foiblesse antérieur à la maladie avoit disposé tel ou tel organe à devenir de préférence le siége de la matière bilieuse.

Les auteurs de médecine, qui ont ouvert des cadavres pour y découvrir les causes et les effets des maladies, ont trouvé des lésions de viscères semblables dans ceux qui étoient morts de la fièvre maligne.

Spigel (**L. IV** *de semi-tertianâ*) dit avoir trouvé

1.   M

les intestins grêles en partie enflammés, en partie sphacélés dans tous ceux qui étoient morts de la fièvre maligne, quoique pendant leur maladie ils ne se fussent jamais plaints de douleurs dans le ventre. Il avoit souvent observé dans l'estomac des taches livides, comme celles que produit le poison.

Corneille Gemma a vu, dans des cadavres de gens morts d'une hémitritée pestilentielle, non-seulement l'estomac et les intestins, mais encore le foie et le cœur avec les poumons, ou en totalité, ou au moins en très-grande partie, tantôt *noirs comme des charbons*, tantôt *remplis* de tubercules *en suppuration.*

Il est certain de plus, selon Spigel, Schenck, Van-Helmont, Diemerbroeck, etc. que des exanthèmes et des charbons semblables à ceux que l'on observe aux parties externes se rencontrent aussi à l'estomac et à d'autres parties internes.

D'après le témoignage de Jérôme Occon, pendant une peste cruelle qui ravagea autrefois le territoire de Brixen, les ouvertures de cadavres firent voir que le cerveau lui-même étoit affecté, *brûlé, noir et desséché.*

Je dirai quelque chose ici sur l'usage des vomitifs dans les fièvres malignes. L'ipécacuanha, donné de manière que le malade en prenne dix grains trois fois de suite, d'heure en heure, me paroît, pour plusieurs raisons, convenir singulièrement dans ces maladies, pourvu que la matière soit suffisamment mobile et disposée à être évacuée; parce que,

1º Ce médicament chasse par la voie la plus courte tout ce qu'il y a d'étranger dans l'estomac et dans le duodénum.

2º L'action ou l'effort du vomissement exprime la bile dépravée dont la vésicule du fiel regorge.

3º Cette racine a des propriétés anti-septiques, aromatiques et fortifiantes, très-avantageuses dans ces circonstances.

C'est pourquoi la méthode qui réussit si bien à l'illustre Wagner, médecin de la ville de Lubec et disciple d'Heister, mérite d'être particulièrement recommandée. Ce médecin, considérant comme maladies gastriques ou mésentériques les fièvres exanthématiques, pétéchiales, pourprées et autres semblables, prescrivoit une mixture composée de trois ou quatre onces d'eau de chardon bénit, et d'un demi-gros d'ipécacuanha, trituré avec un sel neutre quelconque : le malade en prenoit une cuillerée ordinaire toutes les demi-heures ou toutes les heures, jusqu'à ce que l'ipécacuanha eût produit son effet accoutumé; ensuite il donnoit des mixtures fondantes, qui en même - temps provoquoient d'autres excrétions, telles que la transpiration et les urines. Mais si le mal s'aggravoit dans les douze heures; si les vertiges, le mal de gorge, la lipothymie n'avoient point donné de relâche; si le pouls et la respiration ne s'étoient point améliorés, il répétoit

la même potion, et autant de fois qu'il étoit nécessaire, jusqu'à ce que la rémission des symptômes
annonçât que la maladie prenoit une meilleure tournure.

Wagner étoit attentif de préférence à la respiration, dont la difficulté étoit mise par lui avec raison
au nombre des signes pathognomoniques dans les
maladies exanthémateuses.

Pour dire maintenant ce pour quoi j'ai déjà dit
toutes ces choses, il ajoutoit toujours quelques grains
d'ipécacuanha à toutes les mixtures qu'il prescrivoit pour la maladie, jusqu'à ce que les signes de
malignité eussent disparu.

Ces petites doses d'ipécacuanha excitent des nausées continuelles, quelquefois même le vomissement;
et elles déterminent ainsi vers l'estomac et les intestins
un afflux plus considérable des humeurs salivaires,
qui, devenues moins fluides, engorgent les glandes,
et de la bile elle-même qui distend et irrite la vésicule, se putréfie et devient susceptible d'être résorbée : bien plus, les parties bilieuses déjà absor-
bées rétrogradent dans les premières voies, et sont
expulsées soit par le vomissement soit par les selles.

J'ai employé quelquefois moi-même cette méthode avec le succès désiré. Je rendois mobile par
des fondans la matière morbifique, et alors je la
chassois par le vomitif; ensuite je reprenois l'usage
des fondans, afin de disposer ce qui étoit resté de
saburre bilieuse à être évacué par un second vomitif.

J'ajoutois à ces dissolvans de petites doses d'ipécacuanha: ce qui occasionnoit des nausées continuelles,
quelquefois même des vomissemens.

Je croyois cette pratique utile, toutes les fois
qu'une bouche très-pâteuse, des dents sales, une
langue chargée d'un limon épais et tenace annonçoient un état semblable de l'estomac et des intestins; et toutes les fois qu'un premier vomitif ne procuroit pas un soulagement très-marqué.

Cet appareil de saburre crue et très-tenace avoit
lieu rarement au printemps, et très-souvent en été
et en automne. De là provient principalement l'opiniâtreté des maladies qui règnent dans ces deux
dernières saisons, quoiqu'il s'y joigne d'autres causes
qui sont de quelque poids.

Je n'oublierai point de dire, en parlant de cette
méthode, qu'il est très-important que ces doses par-
tielles d'ipécacuanha produisent plus que de simples
nausées ou envies de vomir. En effet, quel bien
peut-il résulter, ou plutôt quel mal ne résulte-t-il pas,
lorsque la matière morbifique, n'étant chassée ni
par le vomissement ni par les selles, inonde les premières voies, et est poussée de nouveau dans le torrent de la circulation par l'action altérante et alexi-
pharmaque de cette racine ? Il faut donc de temps
en temps interposer aux nausées un vomissement
salutaire.

Les lésions de viscères que j'observai dans ce cadavre, et des observations semblables d'autres mé-

decins me rappellent l'histoire d'une ouverture que j'eus occasion de faire en Hongrie, lorsque j'y remplissois les fonctions de ce qu'on appelle *physicien*. Je l'ai extraite, telle qu'elle est, de mon journal ; et je la joins ici, quoique faite dans un autre temps et dans un autre lieu, à cause de la ressemblance du sujet et de certaines circonstances qu'on sera bien aise de connoître. Ainsi :

Huitième ouverture.

Le 6 du mois d'août 1772, Anne-Marie Kazyi, âgée de 5 ans, n'avoit point encore eu de maladie grave, ni la rougeole ni la petite vérole. Cependant elle avoit toujours des vers, rendoit souvent des lombrics et des ascarides, et éprouvoit très-fréquemment les légers accidens que leur présence occasionne communément.

Au mois d'octobre de l'année précédente, elle eut pendant près de six semaines la fièvre tierce, dont un médecin la guérit. En dernier lieu elle fut attaquée d'une fièvre quotidienne, dont les accès étoient légers et avoient lieu l'après-midi. Après le deuxième accès, des femmes du voisinage, convoquées par les parens, tinrent un conseil, dans lequel le père de la petite fille soumit à leurs lumières la proposition de faire usage d'un certain remède très-vanté dans le pays pour la guérison des fièvres des enfans : c'étoit un baume composé de baume du Pérou, d'huiles distillées, et de quelques spiritueux. Le conseil décida à l'unanimité qu'il falloit donner plusieurs fois par jour trois ou quatre gouttes de ce remède très-actif. L'enfant eut encore trois accès.

Le 3 août, au lieu d'un nouvel et sixième accès, il n'y eut que de la chaleur. La petite fille ne gardoit le lit que pendant les accès, et encore pas toujours, tant elle supportoit facilement sa maladie.

Le lendemain, ou le 4, elle refusa son déjeûner ordinaire, se trouva foible, rendit une petite selle teinte d'un peu de sang vermeil. A neuf heures du matin elle vomit quelque peu de matière jaune : elle dina comme à son ordinaire et avec appétit. Sur les quatre heures de l'après-midi (c'étoit le temps où l'accès devoit la prendre), elle ressentit une douleur de colique d'estomac et des hypochondres. Elle s'endormit à sept heures, et fut réveillée vers le milieu de la nuit par une douleur cruelle de l'estomac et de tout le bas-ventre, qui étoit tendu. Cette douleur, des cris, l'agitation continuèrent tout le reste de la nuit, le jour suivant et la nuit d'après. Il n'y eut ni selles ni vomissemens.

Le 6 du mois, mêmes accidens. Appelé le soir, je trouvai sur les cuisses beaucoup de taches pétéchiales, dont la couleur étoit variée, rose, d'un rouge plus ou moins foncé, châtain, livide, noirâtre : les unes étoient lenticulaires, d'autres étoient larges. Il n'y avoit qu'une ou deux taches grandes et livides sur le corps et aux bras. La vîtesse du pouls étoit étonnante, la chaleur au toucher mordicante, l'agitation et les cris continuels.

Le 7, rien de changé. On remarquoit sur le corps un plus grand nombre de taches pétéchiales larges et noires; il y en avoit une au bras gauche au-dessus du coude très-large et livide. Vers midi les extrémités devinrent froides. On ne sentoit plus le pouls au poignet. Les cris et l'agitation ne discontinuoient point; après midi le froid des extrémités augmenta; la tête se perdit; la malade étoit très-agitée : elle mourut vers les sept heures du soir.

Le 8, je procédai à l'ouverture. Ayant ouvert l'abdomen, je trouvai l'estomac légèrement enflammé, et tous les intestins grêles, à l'exception de deux travers de doigt de longueur, en partie d'un rouge foncé, en partie d'un rouge livide. Les gros intestins étoient sains.

Dans tout le trajet des intestins grêles, enflammés en partie, en partie gangrénés, on apercevoit beaucoup de pétéchies, les unes petites, les autres grandes et de couleur différente, ou d'un rouge noirâtre ou tout-à-fait noires. Le mésentère et le péritoine étoient parsemés de nombreuses pétéchies semblables à celles des intestins grêles. Les glandes du mésentère, beaucoup plus volumineuses que dans l'état naturel, étoient d'un rouge noirâtre, et paroissoient comme autant de grumeaux de sang.

Une tache pétéchiale, ouverte dans son milieu avec le scalpel, répandit un sang extravasé, comme si on eût coupé une partie meurtrie, et de la même couleur qu'avoit la tache pétéchiale elle-même avant l'incision.

L'estomac représentoit exactement une peau de tigre mouchetée, c'est-à-dire blanche et parsemée de grandes et nombreuses taches noires. Les poumons étoient sains. On voyoit à la surface du cœur des pétéchies de couleur et de grandeur différentes.

Examinant les pétéchies répandues. sur les bras et sur les jambes, je trouvai qu'elles occupoient la peau dans toute sa substance, et souvent même une portion du tissu graisseux placé dessous, en sorte que et la peau et le tissu graisseux étoient teints de la même couleur qu'elles. La plus grande de toutes, placée au-dessus du coude à la partie externe du bras gauche, pénétroit à travers beaucoup de graisse jusqu'aux muscles, et formoit une espèce de cône, dont la pointe touchoit les muscles, et la base étoit à la superficie externe du bras.

Je trouvai seulement quelques lombrics dans le colon.

Je regrette beaucoup que le temps ne m'ait pas permis de rechercher s'il y avoit des pétéchies ailleurs, et dans quelles parties.

Observez que dans une inflammation si grave de l'estomac, qui fut suivie d'une nécrose funeste, le vomissement n'eut lieu que très-légèrement, et une

seule fois, lorsqu'au commencement de cette der‑
nière maladie l'enfant rejeta quelques matières
jaunâtres. Cependant Boerhaave enseigne qu'aussi‑
tôt que ceux qui ont le gastritis ont pris quelque
chose, ils éprouvent des hoquets et un vomissement‑
douloureux.

Cette inflammation très-grave de presque tous
les intestins grêles n'excita point la passion iliaque.

Neuvième ouverture.

Une fille de vingt-deux ans vint à l'hôpital le 2
septembre 1776. Elle nous dit que depuis six ans
elle avoit aux jambes des ulcères qui n'étoient ni
larges ni profonds, mais qui ne se cicatrisoient
point : que depuis quelques années elle gagnoit sa
vie à travailler dans une manufacture de rubans de
soie; qu'il falloit, pour ce genre de travail, être assis,
le corps penché en avant, et appuyer fortement
contre le métier la partie inférieure du sternum;
que l'on chantoit en travaillant pour tâcher de
trouver le temps moins long; que du reste elle se
portoit bien; qu'elle étoit réglée convenablement;
que depuis cinq mois elle avoit un catarrhe, mais
que depuis six semaines la respiration étoit devenue
beaucoup plus difficile et la toux plus fréquente,
sur-tout vers le soir et pendant la nuit; qu'elle
rendoit des crachats purulens, se sentoit de l'al‑
tération, éprouvoit de temps en temps de légers
frissons, et passoit les nuits sans dormir. Elle

n'avoit pas beaucoup maigri, et avoit continué son travail de manière qu'elle n'étoit restée chez elle que deux jours seulement.

Le jour de son entrée, le pouls étoit fébrile sans être foible ni dur; elle se couchoit difficilement sur le côté gauche; elle sentoit de la douleur au bas du sternum; la joue gauche étoit très-souvent rouge; il y avoit des sueurs nocturnes et de la diarrhée.

Jusqu'au 15 du même mois, il n'y avoit aucun amendement, si ce n'est du côté des sueurs qu'on avoit réprimées; la malade alloit à la garde-robe six ou huit fois par jour, comme auparavant; cependant rien n'avoit encore empiré : lorsque, étant sur son séant, causant avec les infirmières, et venant de boire un gobelet entier de tisane, elle se couche et s'étend facilement sur les deux côtés également, se sent le libre usage de tous ses sens, et ne s'attendant à rien moins, meurt en quelque sorte en parlant.

Son corps nous sembla très-fort pour celui d'une jeune fille, et point du tout amaigri.

Le poumon droit tenoit à la plèvre par de légères attaches membraneuses : il paroissoit, en le coupant avec le scalpel, avoir la fermeté du foie. Quand on l'entama, il rendit de la matière purulente par une infinité de petits abcès, dont la plupart auroient à peine contenu une lentille, plusieurs un pois, quelques-uns seulement une noisette. Le pus inondoit les bronches et leurs ramifications. Le reste de la substance du viscère qui séparoit les abcès étoit pris d'une inflammation forte et dans l'état de crudité. Le poumon gauche se trouva sain.

Le péricarde contenoit environ huit onces de sérosité. Il y en avoit à peu près deux livres dans l'abdomen, dont tous les viscères étoient sains, à l'exception des glandes du mésentère, qui se trouvèrent plus volumineuses que dans l'état de santé.

Comme elle avoit un goître, nous disséquâmes la glande thyroïde, qui se trouva distendue par une substance gélatineuse et glutineuse.

Il y a à peine une maladie dans laquelle on propose autant de remèdes que dans la phthisie. Mais, à moins que de bien distinguer la cause de celle que l'on a à traiter, on ne réussira point. C'est parce qu'on néglige cette recherche si importante, et aussi parce que le mal, quoique bien connu, n'en est pas moins grave, que la phthisie est tous les jours funeste à un si grand nombre d'individus. La phthisie purulente, qui vient après une hémoptysie, ou une péripneumonie, ou une pleurésie, est la plus fâcheuse de toutes; et s'il survient une fièvre hectique, des sueurs colliquatives, et la diarrhée, elle est bientôt funeste.

Plusieurs causes s'opposent à la cicatrisation des ulcères du poumon et à leur guérison.

Outre l'abcès dans les poumons de ceux dont la phthisie pulmonaire provient d'un foyer purulent, on trouve ordinairement un autre mal, savoir, l'inflammation des parties qui avoisinent l'abcès : c'est un obstacle de plus à la guérison de la phthisie.

Ceux qui ont été ou qui sont actuellement attaqués d'hémoptysie, rendent des crachats purulens teints quelquefois de sang ; ils se plaignent de temps en temps que leur douleur de côté est plus forte ; ils ont tous les signes qui indiquent *cette inflammation latente et chronique des poumons* que j'ai décrite plus haut.

On aura une idée exacte de la phthisie qui vient de l'hémoptysie, ou qui y est jointe, si on conçoit *une inflammation continuelle et chronique des poumons, ou bien une espèce de péripneumonie chronique avec des crachats sanguinolens, que la foiblesse des vaisseaux pulmonaires rend plus abondans qu'à l'ordinaire, une partie de l'organe tombant en suppuration tandis que l'autre reste prise d'une inflammation qui ne se mûrit point.* Ceci s'entendra de cette espèce d'hémoptysie qu'il convient d'appeler inflammatoire, et qu'il faut distinguer soigneusement des autres espèces qui ont une origine très-différente.

Les abcès des poumons, provenant d'une pleurésie ou d'une péripneumonie aiguë (car j'ai prouvé précédemment qu'il en existoit de chroniques), sont pareillement accompagnés de l'inflammation des parties voisines de l'abcès, laquelle est moindre cependant en général que dans l'hémoptysie inflammatoire.

Il est aisé de voir, d'après ces observations, ce qui peut être utile ou nuisible dans la phthisie pulmonaire qui vient à la suite d'un crachement de sang, ou d'une pleurésie, ou d'une péripneumonie.

Morgagni, et avec lui un grand nombre d'observateurs blâment l'usage des balsamiques, tels que le baume de Locatelli, la térébenthine, la myrrhe et autres du même genre, vantés par beaucoup de médecins. En effet ils augmentent la chaleur et la fièvre : ils excitent de plus en plus la péripneumonie concomitante et la suppuration.

Autant les substances salines, les eaux de Seltz et autres semblables sont utiles dans l'engorgement lent et froid des poumons, autant ils sont nuisibles dans cette circonstance.

Le quinquina, bien loin de guérir la phthisie produite par une hémoptysie inflammatoire, lui fait faire au contraire de grands progrès et précipite la fin des malades. C'est par la même raison que les astringens, qui sont cependant employés si communément, rendent presque toujours l'hémoptysie inflammatoire incurable.

Cependant, comme de grands médecins ont conseillé l'usage du quinquina dans les suppurations internes, tandis que d'autres, non moins recommandables, l'ont improuvé, il est bon d'examiner dans quelles circonstances il seroit avantageux d'employer cette substance.

En consultant la raison et l'expérience, elle sera

utile lorsque la diathèse du sang ne sera point inflammatoire, que le pus s'évacuera librement, et
qu'il n'y aura point d'inflammation grave aux environs de l'abcès.

Dans les suppurations externes, et même dans
celles dont le siége est interne, lorsque la matière
purulente coule et sort librement, la vertu du quinquina préserve le sang de toute infection, et prévient
la phthisie.

Mais lorsque le pus est retenu dans l'intérieur,
ou que la diathèse du sang est inflammatoire, ou que
les parties qui avoisinent l'abcès sont fortement
enflammées; alors le quinquina est inutile ou per-
nicieux.

De tout temps on a célébré les vertus de la diète
laiteuse. Cependant, selon Hippocrate et d'après
l'expérience, le lait ne convient point aux fébrici-
tans, au nombre desquels on doit placer les phthisiques : et on le défend absolument dans la disposition inflammatoire, à cause de sa partie caséeuse.
Ainsi il n'est point étonnant que la diète laiteuse,
quoique vantée depuis tant de siècles, même parmi
le peuple, trompe toujours dans cette espèce de
phthisie l'espoir des médecins et celui des malades.

On doit préférer le lait coupé avec quatre fois autant d'eau, ou même le petit lait. Le lait d'ânesse,
plus analogue à celui de la femme, et prôné par
les anciens, n'a jamais non plus répondu à mon
attente.

On voit d'après cela ce qu'il y auroit à craindre ou à espérer, si on faisoit tetter une femme par un phthisique.

L'Anti-hectique de Potier (ou Poterius) a perdu toute sa réputation.

Faire coucher une personne jeune avec un phthisique ne seroit point utile à celui-ci, et nuiroit à l'autre.

Mais que doit-on penser de l'équitation dont Sydenham fait un si grand éloge, et par le moyen de laquelle il assure avoir guéri des malades qui avoient déjà des sueurs, et la diarrhée colliquative?

Je vois avec peine qu'au grand détriment de leurs malades plusieurs médecins n'ayent pas bien compris le sens de cet auteur : car assurément l'expérience la plus multipliée m'a appris que ce genre de remède, quoique excellent dans beaucoup de maladies chroniques, ne convient pas davantage à des phthisiques qui ont un ulcère dans l'intérieur du corps, qu'à des pleurétiques et à des péripneumoniques; et que le cheval et la voiture

Par le plus court chemin à la mort les entraînent.

Ce genre d'exercice est bien plus convenable à ceux dont les forces languissantes de l'estomac et des intestins assimilent mal les alimens, d'où résultent l'atrophie et le marasme : lorsqu'une toux de l'estomac a produit par sa ténacité cet état du corps qui imite la phthisie : dans cette espèce de toux appelée *habituelle*, qui provient d'une congestion lente et d'un engorgement visqueux des poumons : pour les hypochondriaques, et ceux qui ont été trop sédentaires : contre l'engorgement pituiteux des viscères du bas-ventre et l'atrophie qui en est l'effet : après des fièvres bilieuses, des intermittentes qui ont duré long-temps, des quartes rebelles, des lentes, des mésentériques, la colique bilieuse, la dyssenterie : après toute espèce de maladie qui auroit laissé, soit à raison de sa nature, soit par l'effet d'un traitement long et difficile, les solides dans l'atonie et les humeurs appauvries : après une déperdition excessive des principaux fluides, du sang, de la semence, du fluide nerveux, et la disposition au marasme qui en est la suite.

Le lichen d'Irlande est un bon remède pour le relâchement et la foiblesse des poumons. Quand on est d'une constitution pituiteuse, et que cet organe est souvent abreuvé d'un amas de sérosité, le lichen corrige cette diathèse catarrhale par sa vertu plastique et tonique.

Le polygala en décoction est utile dans les mêmes cas que le lichen, auquel on l'associe souvent avec avantage. Mais il ne convient pas plus que le quinquina et les autres fortifians pour l'hémoptysie et la phthisie qui en est la suite.

Le lichen et le polygala ont des propriétés dont on doit faire cas dans cette fausse phthisie que j'ai dit se guérir par l'équitation. Ils ne guérissent jamais la

I.   N

vraie pleurésie ni la vraie péripneumonie, mais la fausse, celle qui est séreuse, pituiteuse.

Si, après une vraie inflammation des poumons, lorsque la phlogose est déjà abattue depuis long-temps, les forces vitales languissantes ne suffisent pas pour l'expectoration des matières abondantes qui surchargent l'organe, le lichen et le polygala re- lèvent les forces énervées, et deviennent ainsi le re- mède de cette *fausse* péripneumonie. La décoction de polygala est encore très-efficace dans un autre cas : c'est lorsque l'expectoration critique d'une in- flammation des poumons est trop abondante et se prolonge trop long-temps, ce qui détruit toutes les forces du malade, et le mèneroit à la consomp- tion.

Ceux qui ont traité la phthisie provenant d'une hémoptysie inflammatoire par de petites saignées re- pétées, me paroissent avoir mieux connu la nature de cette maladie que ceux qui les désapprouvoient. Des saignées proportionnées à la maladie et aux forces du malade, des décoctions émollientes, des émulsions, un régime purement végétal sont les meil- leurs moyens de guérir la phthisie purulente ac- compagnée d'une inflammation notable du reste du poumon.

Dixième ouverture.

Nous reçûmes vers la fin de juin une femme âgée, d'une complexion maigre et ictérique, qui ressentoit depuis quelques jours une douleur à la région du foie, vers l'estomac, et une ardeur considérable depuis les fausses-côtes jusqu'à la crête de l'os des iles. Elle nous dit que trois semaines auparavant elle avoit été traitée et guérie parfaitement d'un ictère à l'hôpital de Pazman, où elle avoit resté environ sept semaines. Voilà tous les renseignemens que nous en pûmes tirer.

J'avois déjà employé intérieurement et extérieurement tous les remèdes usités en pareil cas, lorsque tout à coup, quelques jours après son entrée, elle vomit une grande quantité d'un sang noir et légèrement caillé. Ce vomissement céda bientôt à une boisson d'eau pure acidulée fortement avec l'esprit de vitriol, à des alimens pris froids, et à des ligatures faites aux membres : ensuite on donna à la malade de petites doses de rhubarbe et de crème de tartre, qui lui firent rendre plusieurs selles dans lesquelles il y avoit beaucoup de sang grumelé.

Mais tous les jours, vers l'heure de midi, elle avoit un accès de fièvre qui n'étoit ni long, ni fort ; et bientôt cette fièvre ne reparut plus. Depuis le vomissement de sang, la douleur de ventre avoit diminué par degrés, et n'étoit plus qu'un sentiment un peu douloureux, qui seulement ne supportoit pas un toucher un peu rude, sans cependant que ce toucher sur l'endroit sensible occasionnât une véritable douleur.

Huit jours environ après son dernier accès de

fièvre, comme elle se proposoit déjà de sortir l'hôpital, elle mourut subitement.

On trouva dans chacune des cavités du thorax environ huit onces de sérosité. Les poumons, sains d'ailleurs, cependant beaucoup moins consistans qu'ils n'ont coutume de l'être, laissoient couler, quand on les incisoit, une matière séreuse.

L'estomac présenta dans son milieu, entre ses deux orifices, sur l'arc de sa grande courbure, une tumeur chancreuse, inégale dans sa superficie, et ayant la forme d'une pomme de terre. Cette tumeur étoit sillonnée de vaisseaux variqueux, bleuâtres; et quand on la pressoit, elle rendoit de la sanie. La portion de l'estomac, située entre elle et le pylore, étoit rétrécie de manière à ressembler plutôt à l'intestin duodénum.

Le duodénum, dans une longue étendue, adhéroit à la face concave du foie par des attaches extrêmement fortes et serrées, que l'on ne pouvoit détruire avec le scalpel sans entamer les deux organes ainsi réunis : en sorte que la vésicule du fiel, serrée entre l'un et l'autre, étoit entièrement effacée, et on trouvoit à sa place un abcès de la grosseur d'un gland, rempli d'une matière épaisse et très-fétide.

Le canal cholédoque étoit obstrué, à son insertion dans l'intestin, par un calcul qui avoit trois angles mousses; on auroit dit qu'il s'étoit formé dans l'endroit même, car il remplissoit exactement son réceptacle, et fermoit parfaitement l'embouchure du canal.

Ce calcul étoit gros comme une petite noix muscade, et il étoit enduit par-tout d'une matière jaune
et tenace , qui , s'étant séchée bientôt , devint consistante presque comme une pierre. Ayant cassé un
peu le calcul , nous aperçûmes les différentes couches qui avoient servi à le former. Nous ne pûmes
découvrir jusqu'où s'étendoit le canal au-dessus du
calcul, en allant vers le foie; s'il aboutissoit à l'abcès
dont j'ai parlé, ou s'il communiquoit directement
avec le foie.

La substance du foie n'étoit point altérée : mais
les tuniques des vaisseaux sanguins qui s'y distri-
buent étoient très-épaisses, et ces vaisseaux eux-
mêmes plus amples qu'à l'ordinaire. L'ileum en
totalité et le jejunum en grande partie étoient d'un
rouge foncé et sale; et ayant enlevé et lavé une partie du canal, nous reconnûmes que cette couleur ne
venoit point du sang grumelé qui étoit amassé en
grande quantité dans tout le tube intestinal. On
trouva dans l'ileum des pelotons de lombrics encore
vivans.

La force musculaire de cette femme, l'absence de
la douleur , et sa présence d'esprit nous faisoient espérer de la conserver. Cependant, dans les huit
derniers jours, le pouls foible et peu marqué indiquoit qu'il ne falloit pas compter sur ces apparences
d'énergie.

Un ictère chronique dans les vieilles femmes, une
ancienne cardialgie, une douleur continuelle ou une

N 3

tumeur à la région de l'estomac, tel est le signe ordinaire d'une altération grave et *organique* du système gastrique ou de celui de la bile. Je me rappelle d'autres ouvertures de cadavres propres à confirmer cette assertion.

Un médecin qui traite de semblables maladies fera le bien de ses malades et sa réputation, s'il s'abstient des remèdes *fondans trop actifs* : car, donnés sans précaution, ils excitent des mouvemens nuisibles et bientôt funestes : la mort qui seroit arrivée plus lentement, est forcée par une méthode de traitement trop agissante d'accélérer sa marche. Il est plus sûr de s'en tenir uniquement à un régime doux, et à une décoction de chiendent et de dent-de-lion.

Onzième ouverture.

Une femme de soixante-quatorze ans, depuis long-temps veuve d'un officier, ayant de l'embonpoint et des couleurs, ayant joui constamment d'une santé parfaite pendant plusieurs années, se coucha le 12 du mois d'août très-bien portante, après avoir bien passé la journée, soupé un peu plus que de coutume, et bu d'un vin très-généreux. Le lendemain matin, comme elle ne venoit pas déjeûner à son heure ordinaire, ses voisins la trouvèrent encore dans son lit, ne pouvant parler, et paralysée de tout le côté droit. Une partie de son souper, que sans doute elle avoit rejeté la nuit en vomissant, avoit gâté son lit et le plancher dans le voisinage.

Le médecin qui fut appelé fit faire une saignée du pied gauche, et appliquer trois vésicatoires.

Le soir du 14 on la transporta à l'hôpital, parce qu'elle n'avoit pas de quoi se faire soigner, et que personne ne pouvoit s'en charger. On lui administra les secours que l'on jugea convenables : mais elle ne donna pas plus que chez elle des signes de connoissance, ou du moins elle n'en donna que de très-légers, et seulement par intervalles ; et la nuit du 16 au 17 elle expira.

On l'ouvrit quelques heures après sa mort. Il y avoit beaucoup de sérosité entre les méninges de l'un et de l'autre côtés. La pie-mère, plus ferme et plus épaisse qu'à l'ordinaire, ressembloit à une membrane aponévrotique ; et ses vaisseaux étoient plus gros du côté gauche que du côté droit, et très-gorgés de sang. Il y avoit peu de sérosité dans les ventricules.

La substance même du cerveau paroissoit plus molle que de coutume. Les artères carotides, près de leur entrée dans le crâne, étoient entièrement ossifiées, et on les trouva telles aussi loin que l'on put les suivre dans le canal osseux. Leurs ramifications l'étoient pareillement, de manière cependant que les portions ossifiées et celles dans l'état naturel se suivoient réciproquement. Les artères dans le côté gauche du cerveau étoient ossi-

fiées dans un plus long trajet que celles du cô
opposé. Quelques rameaux n'avoient seulement que
de petites lames osseuses.

Le sinus longitudinal supérieur , vers l'endroit
qui répond au sommet de la tête, renfermoit , dans
cette partie où la faux est au-dessus du corps calleux , un petit os épais de trois lignes, large de
quatre, et long d'environ un pouce.

La carotide gauche, à son entrée dans le crâne,
étoit beaucoup plus considérable que la droite, et ses
ramifications étoient et plus multipliées et plus fortes.

Les artères vertébrales présentèrent absolument
le même vice , et paroissoient avoir été formées
primitivement de telle sorte que la gauche fut plus
grosse que la droite , et eut pareillement des rameaux en plus grand nombre et plus forts.

Le cœur et ses valvules étoient dans l'état ordinaire. La courbure de l'aorte, plus grosse que dans
l'état ordinaire, et l'artère pulmonaire étoient gar-
nies dans plusieurs endroits de leur surface interne
de petits grains raboteux et ossifiés. L'aorte descendante offroit, dans son trajet jusqu'au point où
commencent les iliaques , des lames osseuses assez
considérables , dont plusieurs formoient presque
les deux tiers de la circonférence du vaisseau. L'o-
rigine de chacune des iliaques étoit un tube osseux,
long d'environ un demi-pouce.

Toutes les autres parties ou ne furent pas exa-
minées, ou se trouvèrent dans l'état naturel.

Voilà donc une cause d'apoplexie existante dans le côté gauche du cerveau, tandis que le côté droit du corps étoit paralysé.

Il y avoit une disposition originaire dans la différence de capacité des artères de l'un et de l'autre côtés : et ce qui étoit encore extraordinaire, c'est que les vaisseaux du côté gauche étoient plus forts que ceux du côté opposé, quoique le contraire ait lieu le plus souvent.

La cause prédisposante de l'apoplexie, savoir, la plus grande capacité et l'ossification des vaisseaux, ne pouvoit se corriger.

L'apoplexie s'explique aisément d'après le vomissement occasionné par l'excès de la veille, et la prédisposition du cerveau dont je viens de parler.

Le vomissement est dangereux pour les vieillards, et en général tout ce qui porte avec force le sang vers la tête, comme trop d'alimens, le vin pur, l'endurcissement des matières fécales, l'éternuement, l'opium, etc.

Il n'est pas non plus ordinaire de trouver le cerveau aussi flasque qu'il l'étoit, quoique chez une femme âgée, et dont les artères s'ossifioient.

Quoiqu'on ait trouvé beaucoup de sérosité entre les méninges de l'un et de l'autre côtés, je ne regarde point cette apoplexie comme séreuse. En effet, le sang s'arrêtant et s'amassant dans la tête, il falloit bien que sa partie la plus ténue, la séro-

sité, fût exprimée et s'échappât par les ramificati
latérales. Cependant cette extravasion avoit au
menté l'apoplexie causée par le sang.

Dans les ouvertures de la tête des personnes
mortes d'apoplexie, on voit souvent les vaisseaux
du cerveau gorgés de sang, et beaucoup de sérosité épanchée. Ces apoplexies sont appelées ordinairement *séreuses*. Elles seroient mieux nommées
sanguines : car l'accumulation du sang dans la tête
est la cause de l'épanchement de la sérosité et de
l'apoplexie. L'épanchement de la sérosité lui-même
*appartient aux causes subséquentes qui n'ont
pas produit la maladie, mais qui l'ont augmentée.*

La différence n'existe pas seulement entre les
mots : car on ne traite pas de la même manière
l'apoplexie *séreuse* et l'apoplexie *sanguine*. Les
deux méthodes se ressemblent si peu, qu'aucune
partie de l'une employée pour l'autre ne seroit in-
différente, ne pourroit ne pas nuire si elle ne faisoit pas de bien, et qu'on tueroit infailliblement
le malade.

Morgagni a mis au nombre des apoplexies séreuses celle *où il avoit trouvé les vaisseaux du
cerveau gorgés de sang, et de la sérosité épanchée entre les méninges.* Mais il a sagement évité
l'erreur dans le traitement, en établissant la néces-
sité de la saignée *dans certaines apoplexies séreuses,* c'est-à-dire, *lorsque le sang engorge les*

*vaisseaux , et que l'on conjecture qu'il y a
en même - temps épanchement de sérosité.*

Cet illustre médecin rapporte que quelques-uns
croient que la sérosité n'est jamais la *cause* de
l'apoplexie, mais *l'effet* d'une de ses causes ; savoir, de l'arrêt du sang dans le cerveau et dans les
vaisseaux environnans : mais il ajoute que cela
a lieu ordinairement à la vérité, mais non pas
toujours.

Il est certain qu'il y a des apoplexies véritablement et originairement séreuses : dans ces cas, la
saignée est mortelle. Des sucs dépravés , et une
ancienne disposition cacochyme ; la vieillesse, non
cette vieillesse verte et vigoureuse qui surpasse souvent la jeunesse elle-même par l'intégrité des fonctions, mais celle qui est foible et cassée ; des boissons acidules prises avec excès et inconsidérément
par certains vieillards déjà débiles ; la cicatrisation
d'anciens ulcères aux jambes , qui rendoient habi-
tuellement beaucoup d'humeurs ; une saison froide
et humide ; une complexion catarrhale existante
long-temps avant l'attaque , fourniront les signes
d'après lesquels on distinguera facilement l'apoplexie séreuse de l'apoplexie sanguine.

Douzième ouverture.

Une fille de vingt-six ans fut portée à l'hôpital
le 28 du mois d'août. Elle jouissoit depuis long-
temps d'une bonne santé , et elle attendoit dans

peu ses règles qu'elle avoit toujours eues régulière-
ment. Le 21 précédent, elle éprouva des lassitudes,
du frisson et de la chaleur alternativement, et un
mal de tête. Elle fut saignée ce même jour; et le
lendemain le chirurgien lui donna un purgatif, à
la suite duquel elle alla long-temps en dévoiement.
Le surlendemain, elle fut encore saignée, et on lui
administra un vomitif, qui lui fit rejeter beaucoup
de matières muqueuses et glaireuses. La diarrhée
continua.

Entrée à l'hôpital, elle se plaignoit tantôt de
frisson tantôt de chaleur; la bouche étoit amère
et pâteuse; la langue lisse, très-rouge, brûlante;
le pouls foible, très-fréquent; on observoit des
pétéchies lenticulaires d'un rouge pâle.

L'indication prise de la prostration des forces
vitales, je donnai ce qui pouvoit prévenir la dissolution qui menaçoit la malade, comme le quinquina, le camphre et autres substances que je jugeai
convenables. Mais la malade étant indocile et in-
traitable, je perdis et mes soins et mes médicamens. Car ou elle ne prenoit rien, ou après avoir
pris quelque chose, elle le rejetoit à la figure des
gardes : cependant elle n'avoit point perdu la tête,
et elle savoit fort bien ce qu'elle faisoit. C'est ce
qui fit que pendant que dura la maladie, presque
tous les remèdes furent perdus.

Cependant le pouls devenoit plus fréquent et plus
foible ; la langue sèche et raboteuse comme un

morçeau de viande rôtie : la malade éprouvoit de l'ardeur à la région précordiale , et dans l'abdomen , lequel ne supportoit pas le toucher : enfin elle fut tourmentée , le soir principalement, d'une toux très-forte et sèche : elle déliroit la nuit ; mais la maladie étoit déjà très-avancée, ce n'étoit que par intervalles , et elle reconnoissoit ceux qui lui parloient. Elle ne laissa jamais aller sous elle, sentant toujours quand il lui prenoit quelque besoin : du reste , les forces musculaires se soutinrent tellement jusqu'à la fin , que pour satisfaire elle se levoit ou seule ou aidée d'une infirmière seulement.

Elle mourut le 23 septembre , ayant eu pendant les trois derniers jours le pouls d'une petitesse et d'une fréquence étonnantes.

On lui trouva l'épiploon corrompu et sphacélé en grande partie ; les intestins ou enflammés ou gangrénés en beaucoup d'endroits ; la membrane interne de l'estomac, principalement vers le pylore, parsemée de taches rouges lenticulaires qui ressembloient à autant de pétéchies , et même de quelques points livides; la vésicule du fiel gorgée d'une grande quantité de bile qui paroissoit n'être point altérée; les glandes du mésentère plus grosses qu'à l'ordinaire, et semblables à des grumeaux de sang. La matrice étoit inclinée tellement en devant vers les os pubis , et du côté gauche, que son col faisoit un angle aigu avec le vagin , et que son orifice regardoit le côté droit et en arrière : le liga-

ment large du côté gauche étoit beaucoup pl ___
court que celui du côté opposé : la parois interne
de l'organe présentoit des lignes rouges, et de petits
points de même couleur qui n'excédoient point
sa surface.

Les poumons étoient fort sains, et n'offroient
aucune trace de cette toux si violente qui avoit
tant tourmenté la malade dans les derniers temps.

Cette fièvre, ou continue ou rémittente, produite par une matière crue et bilieuse qui séjourne
dans les premières voies, les uns l'appellent *bilieuse*, les autres *putride :* et si la matière morbifique est plus profondément enracinée et plus tenace, si, passant en grande partie dans le sang, elle
se jette sur les principaux viscères, et produit par
là des accidens graves, cette même fièvre s'ap-
pellera *maligne,* et comprendra sous elle, comme
autant de différences accidentelles de la même maladie, les autres fièvres que l'on a nommées *pétéchiale, pétéchisante, miliaire, scarlatine, des
prisons, des hôpitaux, des armées,* etc.

Les noms par lesquels les anciens désignoient les
fièvres, avoient une acception bien différente des
nôtres. Celles que nous appelons *inflammatoires,*
ils les appeloient *bilieuses,* à cause de cette
couenne *inflammatoire* et *jaunâtre* du sang, qu'ils
nommoient *bile, sang bilieux, pituiteux,* ωμον
αιμα, ou *sang cru.* Presque toutes les pleurésies sont
appelées par Baillou *bilieuses ;* et ce sont nos

pleurésies *inflammatoires*. Hippocrate lui - même (L. de loc. in hom.) appelle *bile* la pleurésie. Notre pleurésie bilieuse est une maladie totalement différente.

Pour lire avec fruit les anciens médecins, il faut connoître leur manière de rendre les idées, les opinions et les expressions adoptées dans les différens temps, et même la méthode de philosopher particulière à chaque auteur de médecine : autrement on tombe dans de grandes erreurs. En effet, très-souvent nous employons les mêmes mots que les anciens, mais pour exprimer des idées tout-à-fait différentes. Par exemple, lorsque Galien (Comment. ad Aphor. 23. l. I.) prescrit la saignée dans les *fièvres bilieuses* jusqu'à la syncope, et qu'au contraire les Arabes la redoutent dans la même maladie; il est clair que Galien et les Arabes n'ont pas la même idée de ce qu'ils appellent *fièvre bilieuse*, et qu'aucun d'eux n'a tort, si par *fièvre bilieuse* Galien entend notre fièvre inflammatoire, et les Arabes ce que nous entendons nous-mêmes par cette expression.

Nous voyions souvent avec douleur qu'avant de venir à l'hôpital pour des maladies putrides et gastriques, les malades s'étoient fait saigner, soit de leur propre mouvement soit en suivant de mauvais conseils. Le sort des pauvres est vraiment déplorable : sitôt qu'ils sont malades ils s'adressent d'abord à des charlatans, au grand détriment de leur

bourse et souvent aussi de leur vie, tandis qu'
leur a ouvert tant d'asiles, où on leur pro
gratis toutes les espèces de secours.

Y a-t-il plus de victimes des maladies mêmes qui sévissent sur le peuple, que de ceux qui exercent un art qu'ils ignorent? c'est ce que je ne déciderai point.

Nous devons à la sage prévoyance de notre gouvernement, que ce fléau diminue tous les jours, et que ces profanes sont chassés, autant qu'il est possible, du temple d'Esculape.

Des observations sans nombre prouvent que dans les fièvres dont je parle il est utile de faire vomir. Les charlatans employent rarement ce moyen; mais n'étant guidés ni par aucune sage théorie, ni par l'observation, ils confondent tout, n'ont égard ni au temps, ni au sexe, ni à la maladie; et emportés par leur caprice ou par un aveugle empirisme, ils saignent, font vomir, purgent plus ou moins souvent.

Une langue *lisse*, *très-rouge*, *brûlante* ou *raboteuse* à cause de l'élévation et du gonflement de ses papilles, quoique d'ailleurs elle soit humide; ou bien une langue *sèche* dans son milieu et *rude* comme celle d'un bœuf; ou encore une langue *sèche* et *sans rudesse*, et au contraire *unie*, annonce, d'après mes observations multipliées, une fièvre gastrique putride, qui sera longue et difficile à traiter. J'ai guéri ces sortes de malades en employant d'abord des fondans, ensuite le vomitif; et terminant par les fondans et le sel ammoniac, auxquels j'associois souvent le quinquina.

Après avoir donné une tisane fondante pendant les premières vingt-quatre heures, je faisois vomir avec le tartre stibié. Ensuite, quand la prostration des forces étoit considérable, je prescrivois le quinquina, seul ou uni au camphre, en décoction ou en substance, selon que les circonstances l'exigeoient. L'ipécacuanha est, en général, insuffisant dans ces sortes de cas pour arrêter un mal si violent.

Ce mal me paroissoit moins redoutable, lorsque la langue étoit blanche et humide, ou couverte d'une matière verdâtre. Quoiqu'alors le tartre stibié fût très-utile, l'ipécacuanha, donné par intervalles, remplissoit assez bien l'indication.

Les purgatifs remplacent très-rarement le vomitif. Il arrive le plus souvent qu'ils augmentent la fièvre, que celui-ci auroit tout de suite emportée.

C'est par une vaine pusillanimité qu'on substitue si souvent les purgatifs au vomitif.

Quoique l'opération d'un purgatif soit moins tumultueuse que celle d'un vomitif, cependant l'agitation occasionnée par le premier est plus difficile à appaiser que celle produite par le second.

Dans les fièvres putrides ou bilieuses, on a souvent observé qu'après qu'on avoit employé des fondans et le vomitif, ou bien, la matière morbifique étant emportée, le malade éprouvoit une diminution sensible de tous les symptômes, du mal de tête et de l'étourdissement sur-tout, ainsi que de la cardialgie, et qu'il se trouvoit presque sans fièvre; ou bien que, quoiqu'il eût rejeté beaucoup de saburre, il avoit la tête à peu près aussi lourde qu'auparavant, et que le pouls restoit foible, petit et fréquent. Dans le premier cas, il suffisoit de continuer l'usage des fondans, et particulièrement du sel ammoniac.

Je crois ce sel préférable aux autres substances salines, parce qu'il incise puissamment les matières glutineuses et tenaces, et qu'il stimule en même-temps les fibres engourdies, afin qu'elles se débarrassent de ce qui reste de saburre.

Mais si le second état du malade a lieu, c'est-à-dire, si après l'évacuation d'une grande quantité de matières qui ne pouvoient pas sans inconvénient séjourner dans les premières voies, le soulagement n'est pas proportionné, et que le pouls soit mou, affaissé, fréquent : alors il faut sur le champ recourir au quinquina, au camphre et à la serpentaire de Virginie. J'ai vu une ou deux fois, dans ces circonstances, la racine d'arnica, seule ou unie au camphre, produire de très-bons effets.

Les femmes qui ont la fibre lâche, l'estomac débile, qui sont chlorotiques; les hommes foibles, épuisés par des saignées faites à contre-temps, peuvent avoir besoin de vomir, lorsqu'ils sont attaqués de la fièvre bilieuse; cependant on les guérit

rarement avec le secours seul des fondans et du vomitif : il faut le plus ordinairement, pour les sauver, avoir recours au quinquina et aux antisep-
tiques de la classe des fortifians.

Ceux qui ont une fièvre putride ou maligne
grave sont pris, lorsqu'elle a duré long-temps,
d'une toux incommode, qui les tourmente le soir
et la nuit principalement. Ils ne crachent point,
ou bien ils rendent des crachats écumeux, ou même,
comme on l'a observé chez plusieurs, *puriformes*.
Ils ne se plaignent d'aucune douleur dans la poitrine, à moins qu'ils n'aient toussé long-temps et
fortement, ni d'aucune difficulté de respirer : mais
ils souffrent du creux de l'estomac ; et avec un
peu d'attention, on observe que l'irritation se pro-
page de là vers la gorge ou le gosier, et enfin vers
la poitrine. Cette toux, si on considère son origine, part donc du système gastrique ; et elle a
lieu sans que les poumons soient lésés, à moins
que ceux-ci, par les secousses répétées et violentes
qu'elle leur occasionne, ne contractent un vice qui
leur soit propre, et que des humeurs épaissies y
étant attirées ne s'y déposent.

Cette toux *stomachique*, qui incommode long-
temps plusieurs convalescens, cède aux fortifians,
aux stomachiques, au polygala, au lichen d'Islande.

C'est de cette toux que parle Baillou, lorsqu'il
dit : « Dans les toux violentes, sur-tout lorsqu'elles
» sont sans expectoration, les malades rapportent

» que la douleur a commencé dans l'estomac, où
» par conséquent il faut diriger les secours. De
» même qu'une difficulté de respirer fait, par la
» force de la sympathie, que des douleurs naissent
» dans les parties du ventre inférieur ; de même
» aussi la lésion et la douleur de ces parties pro-
» duisent une difficulté de respirer : et alors c'est
» à l'état de ces parties du ventre inférieur qu'il
» faut remédier, sans s'occuper du thorax ni de
» ses organes. La cause du mal est souvent cachée
» dans les hypochondres ».

On observe fréquemment la toux stomachique chez des individus qui n'ont point d'autre maladie. C'est dans ces cas qu'il est quelquefois très-difficile de reconnoître la cause et l'origine des symptômes qui se manifestent, tels que *l'oppression de poitrine, l'ardeur dans le thorax, la toux qui tourmente particulièrement après le dîner, et les crachats puriformes*. En effet, si ces symptômes peuvent être ceux d'une affection primitive du poumon, ils peuvent aussi dans des hommes qui ont la fibre lâche, l'estomac débile, qui digèrent mal, qui mènent une vie sédentaire, dans des femmes, dans des enfans, etc. venir le plus souvent de l'estomac et du relâchement de ton des premières voies.

Dans ces cas, de doux purgatifs avec la rhubarbe, des sels, et ensuite l'usage soutenu des amers, du polygala, du lichen d'Islande, etc. ont été quelquefois avantageux.

Si un appareil de crudités surchargeoit l'estomac, et que l'irritation se propageant jusqu'aux poumons les agitât par une toux forte et continuelle, en sorte que, quelques vaisseaux se rompant, il y eût du sang dans les crachats , on verroit aussi alors l'ipécacuanha produire quelquefois des effets merveilleux. Mais j'aurai ailleurs une occasion favorable de traiter ce point de doctrine.

L'obliquité de la matrice chez cette jeune fille me rappela ce que dit Hippocrate, dans plusieurs endroits de ses ouvrages, sur le déplacement de cet organe , son inclinaison dans les lombes, le serrement de son orifice, l'élévation de son corps ; s'il se tourne (en s'appliquant) vers la vessie , vers les lombes, les hanches ; s'il s'appuie sur l'aine , le méat urinaire ; s'il s'incline vers le côté gauche et le haut de la cuisse; sur ses mouvemens convulsifs , et sa chute sur quelque organe ; s'il presse le bas du rectum et empêche la sortie des excrémens ; s'il se contourne à droite, sur les suites de couches qui n'ont pas lieu , sur l'uterus tourné **avec** torsion, tombé, pendant, etc (1).

---

(1) *De utero in lumbis incumbente.* Si l'auteur entend parler ici de la matrice en vacuité ou dans l'état naturel, cette inclinaison ne peut avoir lieu : c'est sur le sacrum et non sur les lombes.

Dans l'état de grossesse même on ne peut l'admettre, quoique la matrice se soit élevée au-dessus du bassin.

Ore uteri complicato. Entend-il un degré d'ouverture

Cette dernière ouverture , celles faites par d'autres , et plusieurs observations de Morgagni prouvent que toutes ces expressions d'Hippocrate

---

moindre que l'ouverture naturelle? ce seroit resserrement ou contraction , ce qui n'est pas soutenable : oblitération ou occlusion? le mot *complicato* n'indique rien de semblable.

Uteris sursùm progressis. L'auteur veut-il exprimer le développement, l'élévation de la matrice au-dessus du bassin? car elle ne se porte en en-haut que dans l'état de grossesse ou dans un état de maladie qui en augmente beaucoup le volume.

Alors elle peut s'incliner sur l'entrée de la vessie, *vesicæ stomachum*, et jamais *ad lumbos;* vers les aines et les hanches ou fosses iliaques, et non pas *ad urinæ meatus;* c'est la même chose que *ad sinistram, et dextram partem.*

Uteris commotis. Entend-il ces mouvemens extraordinaires, ces ébranlemens, cette agitation convulsive, réelle ou apparente, dont les femmes se plaignent dans les accès d'hystéricie? on ne peut le présumer.

Aliquò allapsis ad sedem conversis, cela s'entend de la chute ou précipitation dans laquelle la matrice paroît couchée, appuyée sur le coccix et le bas du sacrum.

Mais le *secessum secedere prohibentibus*, signifie-t-il bien s'opposer à la sortie des matières stercorales? je doute que ce soit l'idée de l'auteur, je supposerois plutôt l'impossibilité d'aller au loin, de marcher beaucoup.

Je ne conçois pas mieux les *puerperii purgamentis non fientibus.* Je ne vois pas de cas où cela puisse avoir lieu.

Uteris obtortis. Je ne conçois pas non plus cette torsion

doivent s'entendre absolument de la véritable position de la matrice, lorsqu'elle est située autrement
que dans l'état ordinaire. Mais ce que le père de
la médecine dit de cet organe qui s'élève jusqu'au
cœur et jusqu'à la tête, qui étrangle, etc. se rapporte évidemment à ces spasmes qui prennent leur
origine dans l'hypogastre ou s'y développent en
premier lieu, se communiquent sympathiquement
à d'autres parties, et font paroître changée la position de l'utérus.

Morgagni (lettre anat. médic. 48) attribue l'o-
bliquité de la matrice en avant au relâchement des
ligamens larges : mais cette obliquité est produite ou
par le peu de longueur, ou par le relâchement soit de
ces ligamens, soit même de tous les ligamens du même
côté. Leur inégalité provient-elle de leur conforma-
tion naturelle, ou de quelque vice survenu depuis la
naissance, ou même d'une gibbosité qui, faisant

---

de la matrice, ni en quel cas et comment elle pourroit
avoir lieu.

Le reste *foràs ègressis, dependentibus* annonce les derniers degrés de *prolapsus* ou descente de matrice *(Note
du cit. Baudelocque)*.

Ces passages d'Hippocrate, ou plutôt ces mots déta-
chés, ne sauroient être rendus d'une manière qui satisfasse
tout le monde. Leur obscurité dans le texte même, et
leur isolement se prêtent à toutes sortes d'explications.
J'ai préféré dans ma traduction le sentiment qui m'a paru
le plus probable sur chacun d'eux *(Note du Trad.)*.

dévier obliquement l'épine, entraîne dans cette d'
viation les parties adhérentes et voisines ?

Mais, pour qu'on ne croie pas que ces observations sur l'obliquité de la matrice ne sont d'aucun usage dans la pratique, le même auteur nous apprend, d'après l'expérience des autres, et d'après la sienne propre, que souvent dans l'accouchement la rupture de la matrice a pour cause la position oblique du fœtus, laquelle dépend beaucoup plus qu'on ne le pense communément de celle de la matrice elle - même.

Treizième ouverture.

Un boulanger, âgé de vingt-trois ans, se livrant à la joie lui et ses amis, selon leur usage, un jour de fête, au commencement du mois d'août, but indistinctement beaucoup de vin et de bière. Dès le lendemain il eut la diarrhée, des tranchées et du ténesme. Dans les premiers jours de sa maladie, il alloit vingt fois par jour à la selle : mais au bout de quinze jours, vers le milieu du mois, étant alors à l'hôpital, il n'y alloit plus que six fois dans les vingt-quatre heures, et il rendoit des matières aqueuses dans lesquelles nageoient des espèces de lambeaux blancs, ou comme de petits morceaux de pâte de farine. Il ne ressentoit plus aucune douleur dans l'abdomen, ni aucun ténesme. La bouche étoit amère, la langue blanchâtre, le pouls petit sans être fébrile. On lui donna l'ipécacuanha à petites doses qu'on réitéroit. Il ne vomit point : mais les selles devinrent très - fréquentes , et les forces diminuèrent beaucoup. On prescrivit alors la poudre composée avec les myrobolans , le cachou et l'opium , ce qui à la vérité réprima le cours de ventre : mais le 24 du mois d'août, il étoit étendu comme s'il eût été au moment de mourir, sans parole , ayant la face hippocratique, les extrémités froides, le pouls très-fréquent , très-foible et tremblotant. Des vésicatoires , des sinapismes très-forts , le camphre uni à la racine d'arnica ranimérent le souffle d'une vie presque éteinte.

Le 7 de septembre, la difficulté d'avaler, l'enrouement , une toux qui augmentoit chaque jour commencèrent à tourmenter le malade. On n'apercevoit aucun vice dans la gorge , excepté çà et là quelques rougeurs sans gonflement.

Quoique ces remèdes parussent l'avoir arraché à une mort déjà présente , cependant le 9 , désespérant d'achever la guérison par ces moyens, je leur associai le quinquina et le camphre.

La région de l'os sacrum et des deux trochanters commença à s'excorier, malgré toutes les précautions. Une toux sèche, bruyante, et résonnant comme si elle fût sortie d'un creux , commença à tourmenter le malade vers le soir et pendant la nuit : ensuite il rendit une grande quantité de crachats *puriformes*. La maigreur augmenta de jour en jour. Le pouls étoit petit, rampant , plus

fréquent que dans l'état naturel ; le coucher
le côté droit impossible ; des douleurs poignan
se firent sentir fréquemment dans l'hypochondre
gauche ; il y avoit quelquefois la nuit des sueurs
abondantes et fétides ; il survint de temps en temps
des frissons violens qui pénétroient jusqu'aux os.
Les selles étoient comme en santé.

Le 18 septembre , outre le quinquina et le
camphre , je recourus au polygala et au lichen
d'Islande. Les crachats diminuèrent pendant les
jours suivans ; la voix fut un peu meilleure : mais
déjà depuis quelques jours le malade exhaloit une
puanteur particulière , que l'on ne pouvoit sentir
long-temps sans être menacé de se trouver mal. Les
autres accidens persévérèrent.

Le 25 septembre , après midi , le pouls devint
encore plus foible , très - petit et très-fréquent :
la douleur de l'hypochondre gauche étoit énorme
dans certains instans ; le malade poussoit les hauts
cris ; la tête ne se perdit point. Le malade mourut
le jour suivant.

Le côté gauche du thorax étoit livide sur le cadavre ; les muscles du même côté étoient également
livides et noirâtres. La cavité gauche de la poitrine
contenoit environ douze livres d'une sérosité trouble , verdâtre et très-fétide. La face externe du
poumon, la plèvre, le péricarde, le diaphragme
étoient couverts sur toute la partie que baignoit
la sérosité d'une membrane blanchâtre semblable à

de la pâte de farine. Il y avoit dans le péricarde six livres de la même sérosité, mais moins trouble et sans espèce de fausse membrane.

Le poumon gauche étoit si comprimé et réduit à un si petit volume, que, quoique nous ne l'eussions point trouvé vicié en le disséquant, il nous parut n'avoir pas exercé ses fonctions depuis long-temps. Le droit étoit fort sain et remplissoit toute sa cavité.

L'ouverture de l'abdomen nous fit voir l'épiploon putréfié, petit, et comme roulé, en sorte qu'il ne recouvroit pas les intestins. Ceux-ci étoient très-livides et presque noirs, excepté le rectum qui paroissoit sain, à en juger par la couleur. Il y avoit au commencement de l'ileum un resserrement contre nature, qui peut-être auroit produit dans la suite une passion iliaque. Les matières qui remplissoient cet intestin étoient moulées et naturelles. Le colon, après avoir fait plusieurs circonvolutions dans le bassin, remontoit pour se terminer enfin au rectum. La face externe de l'estomac paroissoit saine : l'interne étoit livide.

Ayant ouvert le crâne, nous trouvâmes sous l'arachnoïde une collection d'eau qui ressembloit à de la gelée. Tout le reste se trouvoit dans l'état naturel.

Il est constaté par mes propres observations, et par celles des autres personnes attachées au service des malades dans l'hôpital, que les boulangers at-

taqués de maladies aiguës succombent plus
vent et plus facilement que les autres. Ils sont,
pour la plupart, moroses, lents, stupides, taci-
turnes; ont le regard farouche, le visage pâle et
de cette teinte de couleur que les Grecs appeloient
χλωρον. Ils sont très-sujets aux maladies malignes,
dont ils reviennent difficilement.

On en trouvera la raison dans leur manière de
vivre et dans la nature de leur travail. Il leur arrive fréquemment de s'échauffer fortement; et
lorsque le feu et le travail les ont mis dans cet
état, ils se refroidissent subitement par une abondante boisson froide. En outre, souvent, même
par le plus grand froid, ils sortent de leurs espèces
d'étuves tout nus, n'ayant qu'une simple toile autour de leur ceinture.

La toux forte, sonore, augmentant vers le soir
et pendant la nuit, est facile à expliquer. Mais
d'où viennent ces crachats abondans, *puriformes,*
lorsque les poumons sont intacts? d'où vient cette
collection énorme de sérosité? existoit-elle avant la
dernière maladie, ou bien a-t-elle pris naissance
en même-temps qu'elle, lorsque la veille cet
homme fit un excès de vin et de bière, étant peut-
être encore échauffé par son travail? ou bien,
lorsque le 24 août, épuisé par les évacuations précédentes, ayant le pouls extrêmement foible et les
extrémités froides, il sembloit devoir expirer, les
dernières ramifications des vaisseaux laissèrent-elles

échapper la sérosité, qui ensuite ne put pas être résorbée, et plutôt dans la cavité gauche de la poitrine qu'ailleurs, à raison d'une certaine foiblesse
préexistante dans le poumon du même côté?

Le colon, plus long qu'il ne l'est ordinairement,
et formant des circonvolutions avant de se terminer au rectum, devoit nécessairement retarder la
sortie des matières fécales qui s'amassoient dans sa
capacité, disposition qui peut-être un jour auroit
produit cette hernie *par chute de l'intestin colon,*
que les auteurs disent être fort rare.

Le vomissement de matière fécale peut avoir
lieu sans aucune lésion de la valvule de Tulpius,
comme le prouvent également des observations
d'autres médecins.

Quatorzième ouverture.

Un tailleur, âgé de trente-quatre ans, bien portant d'ailleurs, se plaignoit depuis environ douze
ans de douleurs au creux de l'estomac, qui revenoient
par intervalles. Un soir, au moment de se coucher,
il fut saisi de frissons suivis de chaleur. Le lendemain matin, il se trouvoit fatigué, brûlant, respirant
difficilement, et tourmenté de toux et d'une douleur pongitive des deux côtés de la poitrine. Il avoit
peine à rester couché sur l'un et l'autre côté.

Trois saignées diminuèrent cette douleur pongitive; mais bientôt l'oppression de poitrine recommença plus fortement.

Le huitième jour de la maladie, il fut transpo
à l'hôpital. Je lui trouvai le pouls fréquent, sa
dureté. La chaleur étoit considérable au toucher;
la respiration laborieuse et fréquente; la toux modérée; les crachats en petite quantité, aqueux,
muqueux; la langue humide, légèrement blanche;
l'esprit très-présent; le ventre relâché, de manière
qu'il avoit sept à huit selles par jour. On lui fit
par intervalles plusieurs saignées, dont le sang fut
toujours couvert d'une croûte inflammatoire qui se
contractoit sur elle-même et se denteloit par les
bords. Ces saignées ne le soulagèrent point par
rapport à la respiration : cependant le double point
de côté fut moins douloureux.

Sur la fin du dix-septième jour de la maladie,
comme il disoit se sentir près d'étouffer à cause de
la fréquence et de la difficulté de la respiration, on
lui tira encore du sang qui parut tout aussi inflammatoire que les autres fois. Il se trouvoit un peu soulagé, lorsque, vers le milieu de la nuit, la mort vint
mettre un terme à ses souffrances. On en fit l'ouverture.

Les deux poumons se trouvèrent tellement enflammés, que quelques petites portions seulement
vers le sternum ne l'étoient pas. La partie du poumon gauche qui regarde la clavicule étoit remplie dans
un très-petit espace de petits tubercules durs, noirâtres, de la grosseur d'un pois. Les deux poumons
tenoient à la plèvre par de fortes adhérences, ex-

cepté la portion antérieure, exempte, comme je l'ai
dit, d'inflammation. D'autres adhérences très-fortes,
et que le scalpel ne pouvoit détruire sans intéresser
les organes réunis, attachoient des deux côtés les
poumons au diaphragme.

La plèvre n'étoit point enflammée ; l'épiploon,
tortillé comme une corde, ne couvroit point les intestins, et développé il parut très-petit. Le colon,
remontant sous le foie, se reploit ensuite sur lui-
même, et formoit une sinuosité d'un volume énorme
et *tympanitique*. Mais sa portion transversale formoit, dans la région de la rate, un angle droit avec
la portion descendante, sans cependant revenir sur
elle-même. Ces deux portions étoient tellement ré-
trécies, qu'elles avoient l'apparence d'une corde de
peu de grosseur. La courbure appelée sigmoïde se
dilatoit de nouveau extraordinairement, et étoit
vraiment tympanitique dans le trajet d'un pied et
demi. La surface interne de l'estomac étoit d'une
couleur plombée, et parsemée vers le pylore de
taches et de points rouges. Les vaisseaux de cet organe, plus gros que de coutume et variqueux dans
leurs points de ramification, étoient remplis d'un
sang noir.

C'est une très-grave inflammation de poitrine que
celle qui attaque les deux poumons à la fois et presque dans leur totalité. Car, avant qu'elle se termine
d'une des manières connues et ordinaires à toutes
les autres inflammations, elle tue le malade en le

suffoquant, parce que le poumon augmenté de volume ne peut plus être contenu dans la cavité ; d'où
résulte la suppression de la respiration. D'ailleurs
elle est encore mortelle en arrêtant la circulation :
au lieu que quand un seul des poumons est attaqué,
il est en quelque sorte remplacé par l'autre.

Si l'art peut quelque chose contre un mal si redoutable, ce n'est que dans le commencement, avant
que le siége de l'inflammation soit entièrement fixé.
On saigne aussitôt fortement le malade, en faisant
une grande ouverture à la veine. Un second moyen
consisteroit dans des scarifications pratiquées non
indistinctement, mais au dos et entre les épaules ;
élection de lieu qui s'explique par le voisinage de
l'attache de l'organe affecté. Mais qu'on se souvienne
toujours que, quand la maladie a déjà fait des progrès, tout secours devient bien tardif.

J'ai vu un très-grand nombre de tailleurs attaqués
particulièrement de maladies des poumons. En effet,
comme ils sont presque toujours assis, le corps
courbé et la tête penchée en avant, le sang se distribue inégalement ; et il s'en accumule en trop
grande quantité dans le poumon, soit parce que les
viscères abdominaux, comprimés par la situation
du corps, en admettent moins et le font refouler
vers les organes situés au-dessus, soit parce qu'à raison des courtes inspirations que font ces hommes
sédentaires, le fluide qui est entré dans le poumon
n'en sort pas aussi promptement qu'il le faudroit. Il

en résulte une pléthore *locale* des poumons, et un grand nombre d'autres incommodités qui naissent ordinairement de cette cause.

Outre cela, comme les tailleurs non seulement mènent une vie sédentaire, mais ne font en travaillant aucun mouvement capable d'exercer les muscles et de fortifier le corps, ils sont nécessairement d'une complexion lâche, molle et sans consistance.

Or un poumon foible, lâche et gorgé de beaucoup de sang, s'il admet sans précaution un air trop froid, se trouve attaqué d'une inflammation générale et le plus ordinairement mortelle. Mais il arrive souvent aussi, soit à des tailleurs, soit à ceux qui portent des vêtemens trop serrés sur le ventre, et qui ayant l'abdomen ainsi pressé restent assis et s'occupent à écrire, d'être affectés d'un crachement de sang chronique pour l'ordinaire et sans fièvre, qui les accompagne quelquefois jusqu'à une vieillesse avancée. C'est à ce cas que paroît appartenir cette espèce d'hémoptysie qu'Hippocrate a dit être exempte de danger (Prorrhet. L. 2).

Nous voyons que cette espèce d'hémoptysie, qui n'a pas été décrite avec assez d'exactitude par les modernes, quoiqu'elle soit plus fréquente qu'on ne le croit communément, étoit cependant connue d'Hippocrate, et qu'elle a été dépeinte par lui. Car dans le premier livre *des maladies*, il reconnoît une dilatation variqueuse dans les poumons, et il l'appelle σπαδωνα, parce que les veines de ce viscère sont distendues par le sang qu'elles contiennent en trop grande quantité, et qu'il s'y forme des varices, κιρσοι.

Hippocrate, selon sa coutume, rend son idée parfaitement bien et en peu de mots. Voici ses propres expressions : « Si une veine ne se rompt pas entière-
» ment, mais qu'elle se distende comme une varice
» absolument, elle produit d'abord une légère dou-
» leur et une toux sèche : mais si cet état dure plus
» long-temps, et qu'on le néglige, le malade rendra
» un peu de sang noirâtre ; ensuite le sang sera et
» plus abondant et d'une plus belle couleur ; enfin
» il paroîtra du pus. Quand on traite ces malades
» dès le principe, il faut les saigner du bras, et leur
» prescrire un régime qui diminue la quantité des
» humeurs et sur-tout celle du sang ».

J'ai remarqué constamment chez ce tailleur, que le pouls étoit *sans dureté*, et qu'il devenoit plus mou à mesure que la maladie avançoit.

La courbure du colon vers le foie, qui a paru *tympanitique*, est la source d'un grand nombre d'incommodités chez les personnes sédentaires, surtout si elles se livrent trop à la bonne chère et au repos. Des vents qui s'amassent dans cet endroit, surtout après le repas, lorsqu'après avoir resté long-temps sans remuer on a surchargé son estomac, rendent morose, produisent de l'anxiété, de la douleur de tête et d'estomac. Les médecins imaginent faussement qu'il y a alors obstruction dans les viscères et particulièrement au foie, et ils assujettissent leurs malades à un long traitement, jusqu'à ce qu'enfin ils aient entièrement ruiné la santé qu'ils avoient entrepris de rétablir. De la frugalité dans les repas, des frictions le matin sur l'abdomen, de l'exercice, et l'usage de l'eau froide guériroient plus certainement nos hypochondriaques gloutons que ne le feront tous les fondans, les fortifians, les nervins et les carminatifs que peut fournir l'apothicaire.

La dilatation presque variqueuse des vaisseaux de l'estomac me rappelle ce qu'ont écrit sur l'engorgement des vaisseaux de cet organe J. Koempf dans une dissertation sur ce sujet bien digne d'être lue, et Tissot dans sa lettre sur la *maladie* noire adressée à Zimmermann. Rester trop long-temps assis, avoir continuellement le corps courbé, ce qui rendoit la circulation du sang plus pénible dans le système gastrique, voilà l'explication facile de cette cardialgie dont le malade se plaignoit depuis environ douze ans.

Peut-être que par la suite une varice venant à se rompre auroit donné lieu à la *maladie noire* d'Hippocrate, ou *atrabile*.

Quinzième ouverture.

Un musicien, âgé de trente-deux ans, entra à l'hôpital le 8 d'octobre. Il déliroit ; le pouls étoit très-fréquent, petit, et il disparoissoit sous la plus légère pression du doigt. J'appris seulement de ceux qui l'avoient transporté, que depuis un mois il étoit resté chez lui couché, et qu'un chirurgien le traitoit d'une maladie des testicules. L'ayant examiné, je trouvai le prépuce calleux, et tellement adhérent au gland dans toute sa circonférence, qu'on ne pouvoit le ramener entièrement ni en avant ni en arrière, en sorte que le gland restoit toujours à moitié découvert. Mais on n'aperçut d'ulcération nulle part. Le testicule gauche paroissoit un peu plus gros que le droit. L'orifice de l'urèthre étoit si étroit, qu'aucune de nos bougies ne pouvoit y entrer.

L'indication de relever les forces vitales étoit urgente, et quelles que fussent les causes du mal et le mal lui-même, ce que j'ignorois, il étoit clair qu'il falloit ranimer avec tous les stimulans et les cordiaux possibles la dernière étincelle de vie qui menaçoit à tout moment de s'éteindre. Les vésicatoires, les sinapismes, l'infusion des racines de serpentaire de Virginie et de contra-jerva, et le camphre à grandes doses rendirent le pouls plus plein et plus fort; et au bout de deux jours la tête revint pour un peu de temps, de manière que le malade put nous apprendre qu'à la suite de plusieurs gonorrhées il ne rendoit plus ses urines, depuis huit ans, qu'avec difficulté et par un très-petit jet. Il vouloit en dire davantage; mais le délire revint, ce qui l'en empêcha.

Pendant le temps qu'il étoit resté avec nous il n'avoit rendu que très-peu d'urine et avec beaucoup

de difficulté. Enfin on lui passa une sonde très-fine,
au moyen de laquelle il évacua des urines très-
rouges et sanguinolentes. Il mourut le 12 d'octobre
au soir.

L'urèthre ayant été ouvert, nous observâmes
vers le frein un rétrécissement considérable, qui
seul avoit rendu difficile, pendant la vie du malade,
l'introduction de la sonde : car ni cet instrument ni
les bougies ne rencontrèrent aucun autre obstacle
dans toute la longueur du canal jusqu'à la vessie.
Tout se trouva parfaitement sain : on ne voyoit aucune cicatrice, aucune excroissance, aucunes traces
que ces parties eussent été autrefois altérées. La ca-
roncule séminale étoit saine, si ce n'est que l'un et
l'autre orifices des conduits éjaculatoires étoient plus
dilatés que de coutume, et que le gauche rendoit du
pus quand on comprimoit la prostate. En comprimant légèrement avec les doigts cette même glande,
on faisoit sortir du pus par tous ses conduits excré-
toires, qui d'ailleurs étoient sains; et quand on l'ouvrit, on y trouva de petits abcès, les uns de la grandeur d'une lentille, les autres de celle d'un pois.

La vésicule seminale gauche étoit remplie de pus,
et ses parois étoient dures et épaisses, et enflammées dans différens points. La droite étoit dans l'é-
tat naturel, et pleine de liqueur séminale. La tunique
vaginale étoit très-adhérente au testicule gauche, que
j'ai dit être plus volumineux que le droit, et qui présenta à la dissection, dans la partie opposée à l'autre

testicule , un abcès gros comme une noix , et rempli d'un pus épais et bien conditionné.

Les deux cordons des vaisseaux spermatiques
étoient en bon état. La vessie urinaire contenoit
un peu d'urine sanguinolente , et on voyoit sur
toute sa surface interne de grandes taches d'un rouge
foncé, qui paroissoient autant de meurtrissures. Les
reins étoient plus rouges que de coutume. Les intestins grêles étoient enflammés.

Le poumon droit n'étoit aucunement altéré ;
mais on trouva dans toute la substance du gauche
des tubercules de la grosseur d'un pois ou d'une
lentille, durs, blancs, solides, comme formés d'un
cartilage mou. La substance du poumon interposée
entre ces tubercules étoit très-friable, et paroissoit
altérée soit au toucher , soit même à la vue. En
outre, ce poumon étoit par-tout très-adhérent à la
plèvre.

Toute la plèvre elle-même, dans le côté gauche,
étoit très-épaisse , en sorte que son épaisseur la
plus considérable étoit de la largeur du pouce :
dans quelques points elle avoit au scalpel, à la vue,
au toucher , la consistance d'un cartilage mou.
D'autres portions étoient blanches, tenaces, tendineuses, et formées de différentes couches appli-
quées les unes sur les autres, et que l'on séparoit
avec l'instrument, ou même avec les doigts. Des
morceaux coupés transversalement et pressés entre
les doigts laissoient échapper de toutes parts du

sang des petits vaisseaux qui s'y distribuoient en très-grand nombre.

Les ventricules latéraux du cerveau se trouvèrent pleins d'une sérosité jaunâtre.

Seizième ouverture.

Une femme âgée de trente ans vint un matin à l'hôpital avec les autres pauvres, et demanda d'y être reçue. Interrogée depuis quand et de quoi elle étoit malade, elle répondit que pendant huit jours elle avoit eu des selles sanguinolentes, accompagnées de tranchées, et multipliées, sans cependant en être trop tourmentée; mais que ce flux de ventre s'étant arrêté, il lui étoit survenu deux accès de fièvre quarte. Depuis quelques jours que ce flux n'avoit plus lieu, elle sentoit son ventre se gonfler. Les porteurs alloient la transporter dans une des salles : mais elle, se croyant assez forte, monte seule l'escalier, et se déshabille. Comme elle se mettoit au lit, elle expira subitement.

La tête, ouverte et examinée avec soin, n'offrit aucune altération.

On trouva une livre de sérosité jaunâtre dans chaque côté de la poitrine, et un peu de la même matière dans le péricarde : les poumons étoient sains, et le cœur beaucoup plus gros qu'à l'ordinaire. L'épaisseur de ses parois et la capacité de ses ventricules étoient proportionnées à ce volume. Les valvules étoient épaisses, en partie cartilagineuses, en partie d'une nature moyenne entre l'os et le cartilage; elles étoient peu mobiles, soit qu'il fallût fermer ou ouvrir l'aorte, et entr'ouvertes.

Dans l'abdomen, le foie, très-volumineux et parfaitement sain, occupoit toute la région précordiale, c'est-à-dire les deux hypochondres et l'espace intermédiaire. Son lobe gauche, s'avançant dans l'hypochondre gauche, avoit repoussé et déplacé la rate, qui elle-même étoit d'un volume triple de l'ordinaire, et d'une forme triangulaire. L'estomac, fort petit, étoit logé sous cet énorme foie, et il paroissoit plutôt un des gros intestins qui auroit été d'un médiocre volume, de manière cependant qu'il se resserroit à son milieu dans le trajet d'environ un demi-pouce, et formoit ainsi deux petits ventricules, qui communiquoient ensemble par une ouverture dans laquelle on auroit à peine introduit le doigt. La couleur des intestins n'étoit pas très-naturelle, et sembloit indiquer une phlogose qui vient de se terminer ou qui commence. Des taches livides commençoient à se former dans différens points.

La matrice étoit petite comme dans une fille nubile, quoique, il y a un an, cette femme eût été mère pour la première fois. Les ovaires étoient garnis d'œufs qui, pour la plupart, n'étoient pas bons.

J'attribuai la mort subite de la malade à l'augmentation de l'afflux du sang vers le cœur, lorsqu'elle monta l'escalier, et qu'ensuite, après avoir quitté ses vêtemens, elle se mit dans son lit ; ce fluide n'ayant pu enfiler l'aorte, dont le commencement étoit osseux et les valvules presque entièrement incapables de se mouvoir.

Ceux dont les vaisseaux sanguins commencent à se roidir, soit par vieillesse, soit à la suite de travaux pénibles, soit enfin par une disposition particulière du système vasculaire, ont le pouls lent et dur ; ce qu'il ne faut point attribuer à la densité inflammatoire du sang ou à son abondance, mais à l'augmentation de rigidité des vaisseaux. La saignée faite mal à propos abat leurs forces, et amène bientôt un affoiblissement fatal. En effet, la masse des humeurs, moins considérable, a moins d'action sur les vaisseaux trop roides, et le sang, qui auroit dû circuler plus vîte après la saignée, trouve les fibres des artères moins susceptibles de fréquentes contractions. Aussi aucun art ne peut-il rétablir tout-à-fait le rapport une fois rompu entre les solides et les fluides.

Mais autant ces individus supportent difficilement la diminution du sang, autant le mouvement ou la quantité augmentée de ce fluide leur devient quelquefois tout à coup funeste. Ainsi la proportion entre la force motrice et la masse à faire mouvoir a une latitude bien moindre chez ceux dont les artères commencent à se roidir, que chez ceux qui sont exempts de ce vice.

Je me suis étendu sur ce sujet, afin que quand

on soupçonnera avec fondement l'ossification des vaisseaux, on voie plus clairement ce qu'on a à faire ou à éviter, quels symptômes peuvent induire en erreur, et porter à prescrire des saignées qui seroient funestes à un malade de cette espèce.

Dix - septième ouverture.

Un homme âgé de quarante ans, qui avoit commencé, étant encore très - jeune, par être boulanger, fut ensuite soldat pendant vingt - trois ans, et servit dans la cavalerie légère des Prussiens. Etant entré à l'hôpital le 3 d'octobre, il nous fit l'exposé suivant.

Depuis vingt ans, époque à laquelle il eut une maladie aiguë, dont il fut guéri en trois semaines à peu près par de copieuses saignées, il se faisoit saigner jusqu'à quatre fois chaque année, à cause de fréquentes hémorrhagies du nez.

Six ans auparavant, comme il étoit extraordinairement pâle, et qu'il salivoit beaucoup, on lui conseilla un purgatif qui lui fit rendre une portion de tænia d'environ vingt aunes de long. Il prit ce même remède trois autres fois, ayant soin de mettre huit jours d'intervalle d'une purgation à l'autre. A chaque fois il rendoit une portion de tænia, en sorte que le total de ce qu'il rendit alloit à quarante aunes.

Pendant qu'il servoit, il lui arriva souvent de

boire de l'eau froide ayant très-chaud ; et de tout temps il avoit été très-adonné aux boissons spiri- tueuses. Aussi avoit-il depuis plusieurs années des douleurs de côté, comme celles des pleurétiques, qu'il négligeoit parce qu'elles ne le forçoient point à garder le lit, ou qu'il adoucissoit en se faisant saigner de temps en temps.

Depuis huit ans, il se disoit phthisique ; il ren- doit avec difficulté, et en petite quantité, des cra- chats muqueux, quelquefois puriformes ; il respi- roit avec peine et avec sifflement ; il avoit une toux fréquente qui l'incommodoit le jour et la nuit. Depuis deux mois, la difficulté de respirer et le sifflement avoient augmenté ; les crachats étoient verdâtres, fétides, en petite quantité ; l'embon- point avoit disparu ; la toux devenoit plus fré- quente ; les cheveux tomboient ; les forces dimi- nuoient sensiblement ; il vomissoit de temps en temps, le matin sur-tout quand il n'avoit encore rien pris, et le plus souvent il ne faisoit que de vains efforts ; il avoit de la diarrhée, et une dou- leur au creux de l'estomac. Depuis quelques jours les jambes enfloient le soir.

On lui administra les remèdes qui parurent in- diqués. Cependant tous les accidens dont je viens de parler augmentèrent : enfin, la déglutition de- vint difficile, la voix rauque ; et on l'entendoit à peine. Il mourut le 8 novembre.

On trouva le poumon droit très-enflammé dans

sa totalité, excepté une petite portion qui regardoit le diaphragme. La partie supérieure de ce poumon contenoit un abcès plein d'un pus sans consistance. La vomique, assez grande pour contenir facilement un œuf d'oie, étoit tapissée intérieurement de lambeaux blanchâtres qui imitoient assez bien une membrane. L'inflammation des environs de l'abcès étoit plus forte qu'ailleurs. Il y avoit non loin de cet abcès une seconde vomique qui auroit contenu à peine une noix muscade, et remplie d'un pus moins fluide et d'un blanc verdâtre.

Le poumon gauche étoit tellement adhérent dans tout son pourtour au diaphragme, par le moyen d'une espèce de fausse membrane, que de la sérosité étoit retenue dans l'intervalle qui séparoit le diaphragme de la partie inférieure du poumon.

Ce même poumon tenoit à la plèvre par plusieurs points; et il étoit aussi d'ailleurs horriblement enflammé, excepté du côté par lequel il touche au diaphragme. On ne trouva dans sa substance qu'une petite vomique, grosse comme une aveline, et qui étoit pleine d'un pus assez louable. Au reste, la substance des deux poumons étoit remplie de tubercules, qui étoient formés chacun de plusieurs petits grains blancs et durs, de la grosseur d'une lentille. Les ramifications des bronches étoient ossifiées. Les cartilages qui forment la trachée-artère et son commencement étoient durcis au point de

paroître plutôt de nature osseuse. La surface interne de la trachée-artère n'étoit point ulcérée.
L'ouverture de la glotte étoit très-grande.

On trouva dans le péricarde une livre d'eau.

Le foie étoit volumineux, et d'une couleur jaune
qui pénétroit toute sa substance. La vésicule du fiel
étoit gorgée d'une bile noirâtre et tenace ; et lorsqu'on la comprima même fortement, cette bile ne
s'évacua point dans l'intestin, parce que le canal
cholédoque étoit oblitéré. L'estomac étoit petit et
semblable à un intestin : ses tuniques étoient d'une
épaisseur extraordinaire. Les glandes du mésentère
étoient très-ramassées, beaucoup plus grosses qu'à
l'ordinaire, dures; et les plus considérables étoient
remplies d'une matière sébacée. Les glandes des
gros intestins s'apercevoient plus aisément que de
coutume; et quelques-unes d'entre elles, de même
qu'un grand nombre de celles du mésentère ,
opposèrent au scalpel presque la dureté du cartilage.

Les remèdes usités dans l'ulcère des poumons,
et dans la consomption qui en est la suite, mérite-
roient d'être comparés avec ce que j'ai observé sur
ce cadavre. Mais ayant déjà rapporté plus haut une
observation à peu près semblable et plusieurs choses
qui ont rapport au traitement de la phthisie, le seul
exposé des faits suffira pour confirmer ce que j'ai
avancé.

Dix-huitième ouverture.

Une veuve, âgée de trente-sept ans, entra à l'hôpital le 25 juin. Pendant cinq mois elle n'avoit pas eu ses règles, qui avoient reparu depuis huit jours. Onze jours auparavant, après une forte colère, elle avoit bu de l'eau froide, d'où résultèrent des lassitudes et de la pesanteur de corps, particulièrement une tête lourde, des frissons, de la chaleur, et la perte de l'appétit. Les frissons entremêlés de chaleurs continuèrent pendant plusieurs jours.

La veille de son entrée, elle avoit pris du sel cathartique amer, qui pendant les deux jours la fit aller trente-sept fois. On la saigna : ce qui diminua la pesanteur de corps. Jusqu'à ce moment elle avoit travaillé se tenant très-droite, et elle soutenoit fort bien son mal. A cette époque il lui survint du mal de tête ; une somnolence continuelle ; une langue bilieuse ; une bouche pâteuse, amère ; un resserrement spasmodique du gosier, précédé d'efforts pour vomir et de toux ; beaucoup d'altération : la chaleur étoit presque nulle. Il parut cette nuit des pétéchies pourprées. Le pouls étoit plus fréquent que dans l'état naturel, et mou : la respiration bonne.

La malade nous dit qu'elle avoit gardé un enfant malade qui avoit des pétéchies, et qui venoit d'entrer en convalescence.

Quoiqu'au bout de quelques jours l'éruption pétéchiale eût disparu par degrés, cette femme resta

cependant assoupie, engourdie, très-inquiète de
sa situation, morose, indocile, parlant souvent toute
seule, soit la nuit, soit le jour ; désirant beaucoup
de choses avec opiniâtreté, et conservant malgré
cela un jugement et une mémoire fermes.

Le pouls étoit ou naturel, ou un peu plus accéléré,
et foible : il n'y avoit point de chaleur extraordinaire.
Elle éprouvoit une pesanteur continuelle à la tête,
particulièrement vers les tempes et vers les oreilles,
avec un tintement fort et sans interruption. La nuit,
le sommeil paroissoit être bon : mais le jour, comme
on croyoit qu'elle dormoit, elle nous assura qu'il
n'en étoit rien. Les forces n'étoient pas très-abattues : car elle se retournoit facilement, se redressoit,
se tenoit sur son séant dans son lit et même hors de
son lit. Elle se plaignit toujours de défaut d'appétit,
et d'un mauvais goût à la bouche, qui cependant n'é-
toit pas de l'amertume. Du reste elle ne paroissoit
point souffrir de la poitrine, ni avoir des douleurs
d'estomac et de bas-ventre.

Pendant presque tout le temps qu'elle fut malade
à l'hôpital, elle eut la diarrhée, qu'elle disoit l'avoir
toujours tenue depuis le purgatif qu'elle prit avant
d'y entrer ; et cet accident, de quelque manière qu'on
l'arrêtât, reparut toujours de nouveau.

Le 13 de juillet, lorsque les jours précédens et
ce jour-là même on la croyoit un peu mieux, quoique depuis son entrée elle parût avoir plutôt acquis
que perdu de ses forces, ayant même, vers les trois

heures du soir, pris de bonne grace un médicament, répondant à propos et avec promptitude, se tenan sur son séant, un quart d'heure après elle se tourne sur le côté et expire subitement.

Ma mauvaise santé m'ayant retenu chez moi, et empêché d'assister à l'ouverture du cadavre, j'en sus les détails, de la manière suivante, par le docteur J. Phil. Ritter, de Bamberg en Franconie, digne fils de son illustre père qui, surmontant tous les dégoûts, passoit tout son temps auprès du lit des malades, pour étudier le caractère si varié des différentes maladies, et la manière de les traiter.

Le cou, le dos et les épaules étoient livides, l'abdomen mou au toucher, les bords des lieux où on avoit appliqué les vésicatoires gangrenés. La dure-mère adhéroit au crâne plus fortement que dans l'état naturel. Les vaisseaux de la pie-mère étoient gorgés de sang, ainsi que les plexus choroïdes. La substance du cerveau étoit très-compacte, et la substance médullaire parsemée de points rouges plus nombreux qu'à l'ordinaire. On trouva dans le ventricule droit plus de sérosité que de coutume ; l'apophyse clinoïde postérieure étoit inégale. Le poumon gauche, plus flasque qu'à l'ordinaire, tenoit de toute part par des membranes à la plèvre et au diaphragme.

Le foie, la rate, le pancréas se trouvèrent dans l'état naturel. Les vaisseaux coronaires de l'estomac étoient gorgés de sang : le cæcum, le commencemet du colon et le mésentère étoient enflammés. On remarqua dans le mésentère un *ulcère chancreux* qui communiquoit avec le commencement du colon, et qui y versoit une matière semblable à de la lie d'huile, à de la bouillie, et fétide. Le bord concave des reins étoit plus ample, plus profond, et moins ferme que dans l'état naturel : mais le reste de cet organe ne s'écartoit point de cet état.

Les adhérences des poumons avec les parties voisines, sans qu'il en soit résulté aucun obstacle à la respiration, n'ont rien qui nous étonne, la même chose ayant été observée quelquefois par nous, et très-souvent par d'autres. Ce qui est plus digne de remarque, c'est qu'une portion du canal intestinal ait été trouvée enflammée, quoique la malade ne se soit jamais plainte de douleur de ventre, de fièvre et de chaleur. On ne sauroit décider si l'ulcère du mésentère qui s'ouvroit dans le colon, et que l'on a dit être *chancreux*, étoit l'effet de la maladie pétéchiale, ou d'une tumeur ancienne dans cette partie. Des matières putrides amassées depuis long-temps dans les intestins deviennent, si on ne les expulse assez à temps et par les voies convenables, la cause la plus ordinaire de la fièvre pétéchiale; et elles font périr les malades par l'inflammation, les abcès et la gangrène des intestins principalement, et même du mésentère, du poumon, du cerveau, etc. si, après avoir passé dans le sang, elles viennent à se jeter sur ces mêmes organes.

Dix-neuvième ouverture.

Une veuve, âgée de 41 ans, mère de douze enfans, n'avoit plus ses règles depuis six ans. Elle se
plaignoit depuis trois mois que son ventre enfloit,
et que des vents l'incommodoient fréquemment.

Dix semaines auparavant, après avoir été pendant
quelques jours avec la bouche pâteuse et sans appétit, elle eut un choléra. Les matières qu'elle vomit
étoient bilieuses, et elle eut ce jour-là de grandes
douleurs de ventre. Le lendemain le choléra n'existoit plus; mais la douleur étoit la même que la veille
dans l'abdomen, qui néanmoins se trouva moins
gonflé qu'il ne l'avoit jamais été auparavant. Cette
douleur, diminuant par degrés, disparut pendant
quelque temps. Après quatre semaines, cette femme
sembloit se bien porter, si ce n'est que de temps en
temps le ventre se gonfloit et paroissoit tendu. Alors
le choléra revint; il dura trois jours, et ensuite la
santé de la malade se rétablit, quoique moins complétement que la première fois.

Elle nous apprit en outre, le 4 de septembre
jour de son entrée, que depuis dix jours elle n'avoit
point été à la selle; que depuis huit elle vomissoit
trois et quatre fois par jour des matières bilieuses,
muqueuses, en éprouvant alors des douleurs dans
tout le bas-ventre; que ces douleurs étoient quelquefois très-fortes, qu'elles se faisoient sentir d'abord

dans la région lombaire gauche, et que de là elles s'étendoient jusqu'à l'ombilic.

Comme on l'amenoit dans une chaise à porteurs, le ventre commença à se relâcher, et dans l'espace de quelques heures elle alla sept fois. Le ventre étoit tuméfié et douloureux, avec un sentiment d'ulcération qui augmentoit au toucher : mais il n'étoit ni dur ni tendu. Il n'y avoit point d'appétit ; la chaleur étoit naturelle ; la soif nulle, ou presque nulle ; le pouls mou, naturel, ou un peu plus fréquent qu'à l'ordinaire.

On lui donna une émulsion laxative à laquelle on avoit uni un peu de camphre ; ce qui la fit encore aller plusieurs fois. Ses douleurs de ventre diminuoient un peu, et augmentoient de nouveau de temps en temps, de manière cependant qu'elles étoient supportables, à moins qu'on ne la touchât. Elle avoit des borborygmes presque continuels, et des vents très-incommodes qui sortoient par le haut et par le bas. Elle fit usage ensuite d'émulsions, d'huileux, avec de doux carminatifs, qui ne la soulagèrent que très-peu. Point de chaleur ; le pouls fréquent, petit ; le défaut d'appétit ; la bouche fade avec une légère amertume ; une légère teinte de jaune sur la figure ; peu de sommeil ; le ventre très-libre ; les selles très-fétides, de couleur de châtaigne, et aqueuses ; la douleur de ventre augmentant, quelque part qu'on la palpât ; rendant avec peine et difficulté des urines d'une couleur louable : tels étoient les accidens, lorsque le 12 de septembre, vers le soir, cette malade jette tout à coup des cris, se plaint d'une douleur cruelle dans tout le bas-ventre, et de ne pouvoir plus respirer : son pouls étoit très-fréquent, très-petit : elle avoit toute sa tête. Une heure s'étant passée, elle devint plus calme : mais vers le milieu de la nuit, ayant la tête toujours saine, elle expira.

La peau de l'hypogastre étoit pendante et ridée, comme chez la plupart des femmes qui ont fait beaucoup d'enfans. Le ventre étoit un peu gonflé et proéminent. Les muscles de l'abdomen et de la poitrine étoient chargés de beaucoup de graisse.

A l'ouverture du bas-ventre il s'écoula une matière très-fétide, de la même couleur et de la même consistance que celle qu'elle avoit rendue par les selles. Tous les intestins et le mésentère étoient enflammés. Le péritoine, enflammé presque-généralement, présentoit beaucoup de vaisseaux sanguins très-apparens. L'épiploon, aussi enflammé, étoit gangrené dans différens points. L'intestin ileum, à l'endroit où il entre dans le cæcum étoit rétréci dans le trajet de quatre travers de doigt, sphacélé, et percé d'un trou large de près de trois doigts. La cavité de l'intestin rétréci étoit très-petite : ses parois étoient plus épaisses qu'à l'ordinaire et corrodées dans quelques endroits.

Trois calculs remplissoient en entier la vésicule du fiel, où on ne trouva que très-peu de bile très-gluante qui enduisoit les calculs.

La substance du foie, plus friable que dans l'état naturel, étoit dans son intérieur d'une couleur jaune foible. Le reste n'avoit rien d'extraordinaire.

Cette ouverture de cadavre, féconde en observations, est une nouvelle preuve que l'inflammation des intestins peut avoir lieu *presque sans qu'il y ait de fièvre et avec très-peu de douleur*, et que cela arrive plus fréquemment qu'on ne le croit en général.

Si on jugeoit du degré de la douleur de ventre qu'éprouvoit cette femme par ses plaintes, ses cris, son agitation, il seroit constant qu'elle n'étoit pas très-grave, quoiqu'elle n'ait pu supporter qu'on la palpât un peu rudement.

Cette histoire et plusieurs autres rapportées par Morgagni ne permettent pas de douter qu'une douleur d'entrailles, après avoir été très-supportable pendant quelques jours, le pouls et les urines étant bien, peut devenir mortelle tout à coup. En effet, dans les derniers jours qu'elle vécut, cette malade soutint sa situation sans beaucoup de peine.

Il est même certain, d'après Morgagni et d'après quelques ouvertures de cadavres que j'ai faites, que l'inflammation des intestins peut être très-forte sans aucune fièvre, pourvu qu'on ne détermine pas la présence de ce symptôme par une plus grande fréquence du pouls seulement, mais encore par une augmentati on d chaleur qui n'eut jamais lieu dans la malade dont il est question.

Q 5

Cet exemple est encore une nouvelle preuve de la vérité de ce que dit Morgagni (L. 3 des lettres anat. médic. art. 21) : « Si, outre les signes ordi-
» naires de l'inflammation des intestins; vous ob-
» servez dans les malades une douleur violente et
» une fièvre aiguë, vous aurez raison de regarder,
» avec les auteurs de médecine, ces deux symp-
» tômes comme deux des principaux signes d'une
» grande inflammation de cet organe. Cependant
» si l'un ou l'autre, et même tous les deux n'exis-
» toient pas ou étoient à peine sensibles, vous n'en
» conclueriez pas tout de suite qu'il n'y a point
» d'inflammation, ou qu'elle est légère, et que la
» gangrène et le sphacèle des intestins ne peuvent
» avoir lieu sans que ces deux symptômes aient
» précédé ».

Ainsi les signes diagnostics de l'inflammation des intestins établis par Boerhaave, savoir, *une fièvre aiguë continue, une grande altération, des urines enflammées, un affoiblissement subit,* servent souvent fort peu pour reconnoître l'existence de cette maladie, et ne nous étoient pas d'un grand secours dans la circonstance présente.

Sennert a rangé la suppression des urines parmi les signes de l'inflammation des intestins. J'observai ce symptôme chez notre malade.

L'inflammation des intestins n'est pas une des causes les moins fréquentes de la passion iliaque et de la douleur d'entrailles; elle n'est pas, comme on l'a vu, toujours accompagnée de symptômes menaçans ; mais elle a une marche insidieuse, tourmente quelquefois les malades long-temps, quoique d'une manière supportable, et les fait périr inopinément, en occasionnant la gangrène et le sphacèle de la partie.

Morgagni, que j'ai cité si souvent avec éloge, a écrit d'excellentes choses sur cet objet, et il rend en même-temps un compte exact de ce que faisoient en pareilles circonstances Albertini et Valsalva. Ces deux médecins ne désapprouvoient point la saignée au commencement de la maladie : mais lorsqu'elle avoit déjà fait des progrès et qu'elle étoit dans sa force, ils s'en abstenoient. Ils ne disent point pourquoi : mais ils avoient observé que les malades mouroient quand on les avoit saignés, qu'ils mouroient aussi quand on ne les avoit pas saignés, mais plus tard. En pareil cas ils évitoient soigneusement tout ce que l'on met au nombre des *remèdes majeurs*. Ainsi je pense que, de même qu'on chercheroit vainement du secours dans des bouillons et dans des huileux pris par petites doses, de même tout autre remède seroit inutile, et on jetteroit par là du discrédit sur des moyens d'ailleurs très-recommandables.

En pensant qu'il faut agir prudemment lorsque le ventre très-resserré ne s'ouvre ni par des lavemens, ni par de doux purgatifs donnés sous forme liquide ; et qu'alors il vaut mieux recourir à des potions huileuses, à des bouillons légers, et supprimer toute espèce de remèdes et d'alimens, que de donner des purgatifs, même les plus forts, à des doses quadruples : je n'improuve en aucune manière ce que des hommes illustres dans notre art ont observé et sanctionné par leur expérience, quoique contraire à la méthode que je crois préférable.

Quand on traite un iléus, il importe beaucoup d'en connoître la cause : sans quoi on n'est conduit que par le hasard.

La méthode ordinaire est vague et indéterminée, et comprend différens remèdes souvent contraires les uns aux autres. Cependant s'il existe une maladie où il faille observer le précepte, *que le médecin doit ne pas nuire s'il ne peut être utile,* c'est assurément celle-ci, parce que la cause étant mal connue ne fournit point d'indication. Ainsi, toutes les fois que je ne pourrois connoître cette cause, ou employer contr'elle sans danger des moyens énergiques, je préfèrerois avec Valsalva de ne donner au malade qu'un peu d'huile d'amandes douces. Peut-être aimerois-je encore mieux en pareil cas rester simple spectateur, que dans mon ignorance faire ce que l'ouverture du cadavre me prouveroit ensuite avoir été nuisible. Une eau de poulet seule, ou avec de l'huile d'amandes douces à petites doses, et donnée avec la précaution que quand le mal est dans sa force le malade ne prenne ni

alimens ni boissons, est directement avantageuse
dans la plupart des cas, et elle ne nuit jamais, quand
elle ni aucun autre moyen ne peuvent être utiles.
Cette vérité sera claire pour quiconque examinera
quelles sont les causes les plus fréquentes de l'iléus.

J'ai reconnu que dans l'iléus imminent les potions
huileuses étoient plus utiles qu'aucun autre remède.
Cette année, deux malades eurent le ventre constamment fermé, non par un vice organique et incurable, mais, à ce qu'il nous parut, par l'action
d'une matière âcre, irritante, par un spasme opiniâtre qui resserroit les intestins dans quelque point.
Différens purgatifs, même drastiques, des lavemens
d'abord émolliens, ensuite âcres et enfin très-âcres
ne faisoient rien. Une de ces malades (c'étoient deux
jeunes filles dont le système nerveux se trouva
être extrêmement irritable) étoit menacée de vomir
ses matières, puisqu'elle rejetoit constamment tout
ce qu'elle prenoit. Les carminatifs, les opiatiques
ne furent pas plus efficaces. Les potions huileuses
seules réussirent à ouvrir le ventre.

Notre malade vomissoit des matières stercorales,
quoique ce qu'elle vomissoit ne vînt que des intestins grêles. Mais on sait d'ailleurs qu'en liant à
des chiens et à des chats l'intestin iléon, ou quand
cet intestin est étranglé dans une hernie, ce vomissement de matières fécales arrive fréquemment.

Vingtième ouverture.

Un ébéniste, âgé de 27 ans, qui se portoit bien depuis long-temps, éprouva un matin, pendant deux heures, un frisson très-violent, qui fut suivi d'une chaleur très-forte. Vers l'heure de midi, il sentit une douleur poignante à la partie postérieure du côté droit au-dessous de l'aisselle. Il y avoit difficulté de respirer, de l'oppression vers le sternum. Trois heures après, la douleur se porta davantage vers la partie antérieure du même côté, et elle s'y fixa, augmentant quand le malade toussoit. L'altération étoit considérable. Sur le soir, on lui fit une saignée qui diminua la douleur et l'oppression. Il ne dormit point la nuit.

Le lendemain, la douleur pongitive étoit la même ; l'oppression de poitrine considérable ; la respiration plus difficile ; la langue blanche, et au côté droit de cet organe il y avoit un petit ulcère ressemblant à un aphthe. C'est ce jour-là qu'il fut reçu par le médecin-adjoint de l'hôpital, qui remplissoit mes fonctions, parce que j'étois alors dangereusement malade. Le pouls étoit plein, fréquent, dur. On lui fit une saignée d'une livre, qui le soulagea un peu.

Le troisième jour de la maladie, la douleur pongitive étoit presque nulle ; l'oppression moindre ; le pouls fort, plein, très-dur ; la respiration difficile. On fit une saignée de dix onces : la croûte inflammatoire étoit très-épaisse et tenace : le malade ne fut point soulagé.

Le quatrième jour, il n'y avoit point de mieux. On tira 6 onces de sang, qui se trouva de même que celui de la veille.

Le cinquième jour, point d'amendement. Nouvelle saignée de dix onces. Depuis midi, il alla cinq fois à la selle spontanément.

Le sixième jour, au matin, il survint au côté gauche une douleur pongitive, qui occupoit toute la région située entre la troisième des vraies côtes et la première des fausses, en comptant d'en haut. La portion molle de l'hypochondre du même côté commença aussi à être affectée d'une douleur qui augmentoit au toucher. L'oppression de poitrine étoit grande, la respiration très-difficile; le pouls plein, dur, fréquent. On fit une saignée d'une livre, et on appliqua un vésicatoire sur l'endroit douloureux.

Le septième jour, la douleur de côté avoit disparu, mais l'oppression de poitrine avoit augmenté: l'anxiété étoit considérable, et la respiration ne se faisoit que par le mouvement de l'abdomen. Le pouls étoit moins fort.

Le huitième jour, la respiration devint encore plus difficile et très-précipitée. Tout empira, et le malade mourut.

Le cadavre fut ouvert dix-huit heures après la mort : on commença par la poitrine. Les deux poumons tenoient assez fortement aux côtés et au dos, et même au diaphragme, par le moyen d'une fausse membrane qui étoit épaisse, blanche, lardacée. Quand on eut enlevé par lames cette membrane, on trouva la plèvre qu'elle recouvroit fort saine.

. La substance du poumon droit étoit très-enflammée et très-dure. Plusieurs morceaux jetés dans l'eau en gagnoient aussitôt le fond. Le poumon gauche, enflammé dans quelques points seulement, adhéroit également à la plèvre par une fausse membrane : mais cette membrane étoit moins épaisse que l'autre. Elle avoit en général un doigt d'épaisseur, et étoit parfaitement semblable à celle qui couvroit le sang des différentes saignées faites pendant la maladie. Il y avoit dans la cavité droite du thorax environ une livre d'une sérosité jaune assez épaisse, qui paroissoit être du pus ou plutôt une matière *puriforme*. L'eau contenue dans le péricarde excédoit à peine sa quantité ordinaire. Le cœur étoit grand, et ses vaisseaux étoient gorgés de sang et comme injectés : une concrétion polypeuse remplissoit l'origine de la veine-cave.

A l'ouverture de l'abdomen, on trouva les intestins grêles, principalement le jéjunum et l'iléum, en partie très-enflammés et en partie tombant en gangrène. Dans quelques endroits, ces intestins étoient couverts d'une matière purulente, ou plutôt qui paroissoit l'être.

Une portion des gros intestins et tout le mésen-

tère étoient enflammés. On trouva dans la cavité
abdominale environ huit onces d'une matière également puriforme, mais un peu plus consistante
que celle qui étoit dans la poitrine. Le foie, quoique
dans l'état sain, étoit enveloppé d'une fausse membrane, mais bien moins épaisse. Son moyen lobe
tenoit à l'estomac par le moyen de cette même
fausse membrane. La rate étoit saine, ainsi que les
reins. L'épiploon étoit roulé, et légèrement enflammé.

Cette ouverture de cadavre nous présente les intestins enflammés et déja gangrenés en partie, le
mésentère tout entier fortement enflammé, quoiqu'il n'y ait jamais eu de signes d'entéritis, à l'exception de cette douleur de l'hypochondre gauche
qui augmentoit au toucher, et qui, n'ayant paru
que le sixième jour de la maladie, n'existoit déjà
plus le jour d'après.

Hippocrate, d'accord avec l'expérience, déclare
funeste avec raison le changement de la pleurésie
en péripneumonie. Je pense que ce changement eut
lieu le septième jour, lorsque la douleur disparut,
et que tous les symptômes facheux augmentèrent,
principalement la difficulté de respirer, l'oppression
et l'anxiété.

Voilà donc encore une fois la plèvre saine dans
une pleurésie!

Cette matière, dont une portion ressembloit à
du pus, tandis que l'autre formoit des membranes

qui unissoient entre eux ou qui recouvroient des viscères, paroît être la même que celle du sang des saignées, et que l'on appelle la *couenne inflammatoire :* c'est par une mauvaise crise que quelquefois les extrémités des vaisseaux exhalans la déposent dans des cavités du corps, où la nature ne lui a pratiqué aucune issue. Et cela n'est point sans exemple : très-souvent, dans les angines, les amygdales enflammées laissent échapper une grande quantité de la matière de l'inflammation, laquelle s'épaissit en forme de membrane autour de ces parties, ou imite la suppuration. C'est ce qui fait que ceux qui sont très-sujets à cette maladie s'étonnent d'avoir encore, après tant de suppurations des amygdales, ces parties dans leur entier.

EXTRAITS

Des registres de l'hôpital de la Sainte-Trinité.

ÉTANT devenu médecin ordinaire de l'hôpital de la Sainte-Trinité, je m'occupai entre autres choses à rechercher ce qui pouvoit m'instruire de l'état passé de cet établissement.

J'ai trouvé dans les registres le travail suivant, qui n'avoit été commencé que très-peu d'années auparavant.

Ces registres contiennent le nombre total des malades reçus pendant chaque mois, et celui des morts. J'ai évalué par là la plus ou moins grande quantité des maladies dans chaque saison de l'année, quoique je n'ignore pas que ce soit un moyen peu exact de connoître le nombre de maladies qui a lieu chaque mois. En effet, celui des lits demeurant toujours le même, si dans une saison de l'année il y a des maladies en plus grand nombre et de plus longue durée, on comptera peu de malades dans un temps donné, puisque, à raison de la durée des maladies, ceux qui sont entrés restent plus long-temps, et privent pendant ce temps-là d'autres malades de l'avantage d'être reçus.

Il faut encore savoir qu'on apporte à l'hôpital

des malades déjà désespérés ; que quelques-uns expirent immédiatement après leur réception. Je me suis fait une loi de donner la préférence à ceux dont la situation est la plus déplorable.

Les différens médecins ont une notion différente de la malignité. C'est par cette raison que tous ne calculent pas de même le nombre de ceux qui auront été malades ou qui seront morts de la fièvre maligne. J'ai connu une *malignité* factice. Mais je ne saurois penser que celui qui a été pendant tant d'années le médecin de cet hôpital se soit trompé au point de placer parmi les fièvres malignes celles que dans la pratique ordinaire on ne regarde pas comme telles.

Mais de quelle utilité seront ces descriptions si incomplètes d'ouvertures de cadavres consignées dans ces registres ? Assurément j'en aimerois mieux de faites avec soin. Mais puisque nous ne pouvons les avoir, contentons-nous des autres, si d'ailleurs elles sont authentiques, comme on n'en sauroit douter. Il n'y a rien de trop minutieux, rien qui soit à dédaigner dans l'histoire des maladies, quoiqu'il puisse nous paroître tel, si c'est incontestablement l'opération de la nature elle-même qui est toujours vraie.

Un médecin qui a de la sagacité, qui aime les observations (auxquelles toute bonne médecine doit et sa naisssance et ses progrès), saura parfaitement qu'aucune observation, quelque petite qu'elle soit, quoiqu'elle ait été ou omise ou regardée comme n'étant d'aucune importance, n'est jamais assez futile pour ne pas contribuer de quelque chose au perfectionnement de l'art. Il saura tourner à son profit les moindres documens dans lesquels il aura reconnu la voix de la nature, parce qu'il est persuadé que ces faits ne sont point le produit d'un hasard aveugle, mais qu'ils résultent de ces lois invariables et éternelles qui régissent le monde entier aussi certainement que ces grands efforts de la nature qui frappent les yeux même des ignorans.

Je ne puis m'empêcher ici, quoique peut-être cela ne tienne pas beaucoup à mon sujet, de dire ce que je pense sur la plupart de ceux qui font des recueils d'observations. Il y en a qui recherchent avec grand soin les choses extraordinaires seulement, les faits merveilleux et rares, ceux qui arrivent à peine deux fois dans un siècle, et que l'on doit regarder comme des prodiges, tandis qu'ils passent légèrement sur ces maux journaliers qui affligent l'espèce humaine, comme s'ils ne méritoient pas notre attention. Recherchant avec avidité les choses extraordinaires et qui ne les menacent point de près; méprisant ce qu'ils ont à craindre à chaque instant, peuvent-ils éviter de faire une médecine presque toujours inutile, et souvent dangereuse dans les maladies les plus communes?

I.   R

Ainsi donc, comme il ne convient pas de négliger ces cas rares, de même il faut donner tous ses soins pour connoître avec exactitude le génie des maladies populaires ; le rapport qu'elles ont entre elles; ce qu'exigent leur commencement, leur état de force, leur terminaison, le passage de l'une à l'autre, leur complication.

Le rassemblement de toutes les descriptions de maladies épidémiques qui ont été faites seroit le plus grand bienfait pour l'art, et il immortaliseroit son auteur.

Mais revenons à notre sujet.

D'après le registre de l'année 1761, qui est le plus ancien, malades reçus pendant le cours de cette année 1056
parmi lesquels, hommes 547
femmes 509
Nombre de morts 120

Cette année, le printemps fut la saison la plus meurtrière ; l'été et l'automne le furent beaucoup moins, quoiqu'il y eût eu en été un bien plus grand nombre de maladies. Il y en eut moins pendant l'automne, et elles furent moins funestes. L'hiver produisit peu de maladies; mais elles firent périr presque autant de monde que celles du printemps.

La proportion du nombre des morts à celui des malades reçus fut à peu près comme . . 1 : 8¼

On trouve cette note pour le 13 de février : « Il » est mort d'une tympanite un homme dont l'ab-

» domen, qui étoit d'un volume immense, ne
» fournit qu'une livre de sérosité; mais les intes-
» tins étoient dilatés au-delà de toute mesure, et
» leurs parois enflammées, sphacélées, avoient l'é-
» paisseur du doigt.

» Le 3 de mars, un homme mourut d'une luxa-
» tion des vertèbres lombaires et de la paralysie de
» la partie inférieure du corps; l'ouverture fit dé-
» couvrir en outre le sphacèle des viscères du bas-
» ventre, particulièrement de la vessie.

» Le 5 de septembre, une femme mourut d'une
» fièvre double-tièrce, qui se termina par une
» suppuration au mésentère (Les fièvres doubles
tierces de la famille des fièvres putrides malignes,
provenant d'un amas de saburre dans les premières
voies, finissent par produire des abcès dans les
viscères abdominaux, la gangrène et le sphacèle.)

» Le 14 d'octobre, après avoir résisté à une
» fièvre rémittente d'un mauvais caractére, un
» malade mourut d'une métastase vers la poi-
» trine ».

Un grand nombre de mes propres observations
m'ont appris que dans les fièvres bilieuses, malignes, exanthématiques, continues-rémittentes, si la
maladie est négligée, mal traitée, traînée en longueur, si on n'a pas fait vomir, ou si on n'a pas
répété le vomitif lorsqu'il étoit encore nécessaire,
la matière morbifique, passant du système gastrique
dans celui de la circulation, se déposoit sur la poi-

trine , et occasionnoit une toux continuelle et une respiration difficile avec bruit et sifflement : qu'a-lors on ne sauvoit les malades qu'avec les stimulans et les incisifs , le tartre stibié , le kermès , les vési-catoires , la racine d'arnica.

Dans l'année 1762 , le nombre des ma-lades reçus fut de   1030

Il en mourut   87

La proportion des morts aux malades étoit à peu près comme . . . . 1 : 11 $\frac{1}{10}$

Le registre ne constate point combien il y eut de malades et de morts chaque mois. Cependant la mortalité fut plus forte dans les mois d'avril, mai et juin.

Au mois de janvier de cette année, un homme mourut de la fièvre maligne, après la délitescence d'une parotide. Il en périt deux autres, au mois de mars , de la même maladie, sans qu'il y eût eu délitescence. « Le 5 d'août , il mourut un homme » qui avoit un squirre prodigieux au foie , et la » vésicule du fiel très-tuméfiée , pleine, comme un » stéatome , d'une graisse entremêlée de beau-» coup de poils. Toutes les autres parties du bas-» ventre étoient aussi squirreuses ».

Il périt plus de malades de la fièvre maligne au mois de décembre que dans les autres mois.

Le nombre dés malades reçus en 1763 ne s'est pas trouvé.

Il en mourut   95

Il y en eut d'attaqués de la fièvre maligne   193
Dont il mourut   28
Parmi les morts, on compte dans les
mois d'août, septembre et octobre des
dyssenteriques au nombre de . . .   9
La proportion des morts avec les ma-
lades de la fièvre maligne fut comme . 1 : 6 $\frac{4}{7}$
Le nombre des dyssenteriques morts
fut au nombre total des morts, comme . 1 : 10 $\frac{4}{5}$
Celui des morts de la fièvre maligne
fut au nombre total des morts, comme   1 : 3
Il y eut plus de morts dans l'hiver que dans les
autres saisons de l'année ; et ce furent sur-tout des
individus attaqués de maladies chroniques.

Le 21 avril, « mourut un homme (ou une femme)
» d'une fièvre rhumatismale maligne, dans laquelle
» les gonflemens inflammatoires qui survenoient
» aux différentes extrémités se sphacéloient aus-
» sitôt ».

» Le 3 septembre, mourut d'un ictère noir chro-
» nique accompagné d'hydropisie un homme dont
» on trouva le foie ulcéré et corrompu, et toutes les
» glandes du mésentère squirreuses ».

Le nombre total des malades reçus
en 1764 fut de   857
Il en mourut   63
La proportion entre les morts et les
malades est donc comme . . . . . . 1 : 13 $\frac{1}{2}$

R 3

Le nombre des fièvres malignes fut de   181

Celui des morts, de   24

Ce qui établit une proportion de . . 1 : $7\frac{1}{2}$

Celle des fièvres malignes aux autres
maladies est de . . . . 1 : $4\frac{4}{5}$

Celle des morts de la fièvre maligne à
tous les morts, de . . . . 1 : $2\frac{1}{8}$

Le nombre des malades fût beaucoup moindre que dans les trois précédentes années. Il y eut très-peu de maladies pendant l'automne, et elles ne furent point funestes. Le printemps, on en vit moins qu'en été, et plus qu'en automne; mais elles étoient plus meurtrières dans ces deux saisons. L'hiver fut assez semblable au printemps. Presque la moitié de ceux qui moururent périrent de la fièvre maligne.

« Le 6 d'avril, il mourut d'apoplexie, après une
» léthargie, un homme (ou une femme) dans le
» cerveau duquel on trouva un abcès, un autre aux
» environs de l'os pétreux, et un troisième vers les
» sinus latéraux; en sorte que l'os occipital étoit
» plein d'une matière purulente extravasée, qui
» descendoit, par le trou occipital, le long de la
» moelle alongée ».

Au 2 novembre, on trouve ce qui suit : » Un
» malade mourut ayant une migraine chronique.
» On trouva sur la selle du turc et sur le nerf op-
» tique une tumeur vésiculaire de la grosseur d'un
» œuf de pigeon ».

En 1765, le nombre total des malades reçus se

monta à 903

   Celui des morts à 87

   Celui des fièvres malignes à . . . 162

   Celui des morts de cette maladie à . 33

   La proportion de tous les morts à tous les malades reçus fut comme . . . $1 : 10\frac{2}{7}$

   Celle des morts de fièvre maligne à ceux qui en furent malades, à peu près comme . . . . $1 : 5$

   Celle de ces derniers malades à tous les malades sans distinction, à peu près comme . . . . $1 : 5\frac{1}{2}$

   Celle des morts de fièvre maligne à tous les morts, comme . . . . . $1 : 2\frac{7}{11}$

Il y eut plus de morts le printemps que l'été, quoique les maladies fussent en beaucoup moindre nombre. Elles furent aussi nombreuses en automne qu'en été, mais plus funestes. L'hiver on vit autant de malades qu'au printems, mais un peu moins de morts.

Au 8 de janvier, on lit ce qui suit : « La malade » mourut en entrant à l'hôpital, et on trouva dans » l'abdomen une grande quantité de sérosité puru- » lente, qui provenoit d'un abcès crevé, situé entre » les tuniques de l'estomac qui étoit perforé ».

Au 10 du même mois : « Un malade mourut » ayant un ictère noir avec un vomissement con- » tinuel. On trouva le pylore et une partie du duo- » denum squirreux et cancéreux. La vésicule du

» fiel à demi cartilagineuse contenoit au lieu de bile
» une sérosité blanche ».

Au 20 mars : « Mourut un asthmatique dont le
» cœur étoit immensément dilaté, qui avoit un po-
» lype considérable dans le ventricule droit, et
» quatre livres de sérosité extravasée dans la cavité
» droite de la poitrine ».

Au 7 de juillet : « Un malade mourut à la suite
» d'une fièvre hémitritée, le mésentère etant entré
» en suppuration, et la colliquation ayant eu lieu ».

Au 18 septembre : « Le malade avoit une fièvre
» rémittente de mauvais caractère, avec suppura-
» tion des parotides ».

Au 4 novembre : « Une femme mourut dans une
» fièvre lente, qui provenoit d'une tumeur squir-
» reuse, formant kyste, de la grosseur de la tête,
» située dans l'abdomen, à droite, adhérente à l'o-
» vaire et au muscle psoas, contenant une matière
» purulente caséeuse où se trouvèrent çà et là des
» poils ».

Dans ce registre et dans plusieurs autres, on parle
souvent de personnes mortes de la fièvre maligne,
une apoplexie étant survenue.

Dans l'année 1766, le nombre total
des malades reçus fut de 1057
Celui des morts, de 69
Celui de fièvre maligne, de 117
Dont quatre eurent des pétéchies, et cinq le mil-
let blanc.

La fièvre maligne en fit périr . . 14

La proportion des morts aux malades
reçus a donc été à peu près comme . . 1 : 15 $\frac{7}{13}$

Celle des fièvres malignes à toutes les
autres maladies, comme . . . . . 1 : 9

Celle des morts de la fièvre maligne à
ceux qui en furent malades, comme . 1 : 8 $\frac{5}{14}$

Celle des mêmes à tous les autres
morts, comme . . . . 1 : 5

Il y eut moins de malades au printemps que dans les autres saisons de l'année, mais plus de morts. Il mourut très-peu de malades dans l'été, quoique les maladies fussent très-multipliées. L'hiver fut très-meurtrier, quoique les maladies ne fussent pas plus nombreuses qu'au printemps. Dans l'automne, les maladies furent plus rares qu'en été, moins que pendant l'hiver et le printemps, et peu funestes.

Au 20 janvier, on lit ce qui suit : « Il est mort un
» homme d'une fracture au crâne, qui s'étendoit
» dans l'os pariétal gauche jusqu'à la suture coro-
» naire, et dans le droit jusqu'à l'orbite : Il y avoit
» dans la partie inférieure du cerveau jusqu'à trois
» onces de sang extravasé. Cette fracture provenoit
» d'une chute ».

Au 2 de juillet : « Un malade mourut de la rage
» vingt-quatre heures après son entrée dans l'hôpi-
» tal. Il avoit été mordu le 15 du mois précédent ».

Au 12 du mois d'août : « Un homme mourut
» d'une fièvre rhumatismale; il s'étoit fait sur la

» gorge et sur la langue un dépôt considérable, qui
» le suffoqua en peu d'heures ».

En 1767, le nombre des malades reçus fut de   1017

Il en mourut   78

De ces malades, il y en eut d'attaqués de la fièvre
maligne,

Sans exanthèmes   93

Avec millet blanc   12

Avec pétéchies   5
                                   ————
Total.   110

Dont il mourut   16

La proportion du nombre total des
morts à celui des malades reçus fut
comme . . . . $1 : 13\frac{1}{16}$

Celle des malades de la fièvre maligne
à tous les autres malades fut à peu près
comme . . . . $1 : 9\frac{1}{11}$

Celle des morts de cette maladie à
ceux qui en furent attaqués, comme . $1 : 6\frac{1}{7}$

L'été les maladies furent nombreuses, mais peu
funestes : il y en eut moins l'automne, mais elles
furent très-meurtrières : il y en eut encore moins
l'hiver que l'automne, et de même le printemps suivant : mais la proportion des morts aux malades fut
la même que pendant l'automne.

Au 25 *** on lit ce qui suit : « Un homme est
» mort ayant un ictère noir provenant du squirre

» du sphincter de la vésicule du fiel. Le foie étoit
» sphacélé ; et par un jeu extraordinaire de la na-
» ture, tous les viscères tant de la poitrine que de
» l'abdomen étoient changés de place , en sorte que
» le foie se trouvoit à gauche, etc. ».

Au 26 ★★★ : « Un homme mourut dans la fièvre
» lente, ayant la rate et toutes les glandes du bas-
» ventre obstruées, beaucoup d'hydatides, et une
» hydropisie du péricarde. On observa aussi que
» le péritoine étoit squirreux et de l'épaisseur du
» pouce ».

Au 12 du mois d'août : « Une vieille femme mou-
» rut ayant un ictère chronique. On trouva le foie
» ulcéré , des calculs dans la vésicule du fiel , le mé-
» sentère squirreux , la vésicule du fiel squirreuse
» aussi , calleuse et cartilagineuse ».

Au 13 novembre : « L'apoplexie fut occasionnée
» par une chute : on trouva après la mort une frac-
» ture qui s'étendoit depuis la suture lambdoïde
» jusqu'au trou occipital ; du sang extravasé dans
» le cervelet, et la dure-mère déchirée antérieure-
» ment vers l'os frontal, de manière que le cerveau
» la traversoit ; tout le cerveau étoit aussi rempli de
» sang extravasé ».

En 1768 , le nombre des malades re-
çus fut de   1066
Il en mourut   83
Celui des malades attaqués de fièvre maligne

Sans exanthémes, de 115
Avec pétéchies , de 1
Avec le millet blanc , de 4
Total. 120
Il en mourut 17

La proportion de tous les morts à tous les malades étoit donc à peu près comme $1 : 12\frac{1}{2}$.

Celle des malades de fièvre maligne à tous les malades, à peu près comme . $1 : 8\frac{1}{6}$

Celle de tous les morts de cette maladie à tous les morts en général, comme $1 : 4\frac{14}{17}$ ou environ comme . . . . $1 : 5$

Il y eut au printemps et en automne beaucoup de morts sur peu de malades; en juin et juillet peu de morts sur beaucoup de malades ; en hiver peu de morts et peu de malades.

Au 17 de juin on lit ceci : « Un homme mourut » avec un ictère noir chronique : je lui trouvai le » foie, le col de la vésicule du fiel, le mésentère et » le réservoir du chyle squirreux ; le corps étoit » amaigri ; et au lieu de bile, il y avoit dans la vé- » sicule un sang très-noir ».

J'ai trouvé une ou deux fois, en ouvrant des cadavres, la bile d'un jaune foncé, et semblable à de la lie : au premier aspect, avant que j'y trempasse un papier non collé, elle paroissoit être du sang très-noir. Mais peut-être l'auteur de l'observation aura-t-il vu réellement du sang très-noir.

Au 20 du même mois : « Il est mort d'un vo-
» missement chronique, provenant d'un squirre
» considérable du pancréas qui étoit adhérent à
» l'estomac, et d'obstruction du foie, lequel con-
» tenoit un grand nombre d'abcès ».

En 1769, le nombre total des ma-
lades reçus fut de   1133
   Celui des morts, de   75
   Celui des malades attaqués de fièvre maligne
sans efflorescences   58
   Avec des pétéchies   6
   Avec du millet blanc   3
   Avec petite vérole confluente . . .   1
   Total des fièvres malignes   68
   Malades morts de cette maladie . .   21

   Le rapport de tous les morts à tous les
malades reçus étoit à peu près comme . 1 : 15 $\frac{2}{3}$
   Celui des fièvres malignes à toutes les
autres maladies, à peu près comme . 1 : 16 $\frac{11}{17}$
   Celui des morts de la fièvre maligne à
ceux qui en furent attaqués, comme . 1 : 3 $\frac{5}{11}$
   Celui des morts de la fièvre maligne
à tous les morts en général, comme . 1 : 3 $\frac{4}{7}$

Il y eut beaucoup de maladies pendant l'été. Les
fièvres malignes parurent sur la fin de juin, et
furent dans toute leur force au mois d'août. La
plupart de ceux qui moururent dans ce mois périrent de la fièvre maligne. Les maladies du prin-

temps et celles de l'automne furent à peu près égales en nombre, mais moindres que celles de l'été. Il y eut plus de morts au printemps que dans aucune autre saison, et principalement de maladies chroniques, de phthisies, d'hydropisies, etc. Après le printemps, la saison la plus funeste fut l'automne. L'hiver fut la plus salubre de toutes.

Au douzième de ★★★ on lit : « Ce malade mourut » d'une cachexie ictérique. On lui trouva le foie » très-considérable, dur, d'un jaune rouge dans » sa substance ; et une sérosité jaune extravasée » dans la poitrine et dans l'abdomen ».

En 1770, le nombre des malades
reçus fut de 1233
  Celui des morts, de 73
  Celui des fièvres aiguës 92
  Avec pétéchies 9
  Avec millet blanc 7
  Avec pourpre 2

Total de toutes les fièvres malignes. 104

Nombre de ceux qui en moururent . 24

Le rapport du nombre total des morts au nombre total des malades reçus est donc à peu près comme . . . . . . 1 : 16 $\frac{9}{10}$

  Celui des fièvres malignes à toutes les maladies, à peu près comme . . 1 : 11 $\frac{9}{10}$

  Celui des morts de la fièvre maligne à ceux qui en furent attaqués, comme. 1 : 4 $\frac{1}{3}$

Celui de ces morts à tous les morts
en général, comme . . . . 1 : 3 $\frac{1}{14}$

Il y eut un très-grand nombre de maladies pendant l'été et au commencement de l'automne, mais
elles ne furent presque point meurtrières. Dans les
mois de novembre et de décembre, elles furent
moins nombreuses, mais plus funestes. Au printemps elles furent plus rares qu'en été et en automne, mais la mortalité fut plus grande à cause
des maladies chroniques et des fièvres malignes.

Au 8 de janvier, on lit ce qui suit : « Ce ma-
» lade mourut ascitique; on lui trouva le foie
» squirreux et comme cartilagineux, et il avoit
» dans le ventre plus de quarante mesures d'eau ».

Au 17 février : « Ce malade mourut ictérique,
» ayant eu un hépatitis. On lui trouva le foie
» squirreux et stéatomateux, de manière qu'il étoit
» d'un volume énorme et pesoit plus de vingt
» livres ».

Au 20 mars : « Ce malade mourut d'un asthme
» sec : on trouva les poumons adhérens à la plèvre
» et entièrement squirreux, et le cœur d'un vo-
» lume extraordinaire ».

Au 28 : « Ce malade mourut d'un asthme sec :
» on trouva les poumons remplis de tubercules et
» adhérens, et un empyème considérable qui s'étoit
» crevé dans la cavité de la poitrine ».

Au 12 de mai : « Cet homme est mort d'une
» chute de très-haut : la paralysie des parties in-

» férieures provenoit de la fracture et de la
» tion de la dernière vertèbre de la poitrine ».

Au 2 de juin : « Ce malade mourut ayant un
» ictère noir qui venoit d'un squirre au foie et de
» calculs dans la vésicule du fiel. On trouva le foie
» déjà putréfié et gangréneux, et des calculs dans
» le duodénum ».

En 1771, le nombre des malades
reçus fut de   1216

Celui des morts, de   100

Celui des fièvres malignes sans efflorescences
. . . .   305

Avec pétéchies   35

Avec millet blanc   6

Avec une éruption scarlatine . . .   2

Total   348

Nombre de ceux qui en moururent .   45

Le nombre total des morts est donc à
celui des malades, à peu près comme . $1 : 12\frac{1}{3}$

Les fièvres malignes sont à toutes les
maladies, à peu près comme . . . $1 : 3\frac{1}{2}$

Les morts de la fièvre maligne sont
à ceux qui en ont été attaqués, comme . $1 : 7\frac{11}{15}$

Les morts de la fièvre maligne sont à
tous les morts ensemble, comme . . $1 : 2\frac{1}{3}$

Depuis le commencement d'avril jusqu'au commencement de septembre, il y eut beaucoup de
maladies. Elles furent très-funestes au printemps, et

le moins possible en été. L'hiver fut moins meur-
trier que le printemps, et plus que l'été. Ce fut
dans le mois de mai qu'il mourut le plus de
monde.

On lit ce qui suit au 28 janvier : « On la reçut
» ayant des engelures un peu sphacélées : aussitôt
» après son entrée, elle fut saisie d'un spasme et
» de mouvemens convulsifs, au milieu desquels
» elle expira ».

Au 2 d'avril : « Ce malade mourut ayant les
» vertèbres lombaires fracturées et luxées, et une
» paralysie des parties inférieures du corps. Il étoit
» tombé de fort haut ».

Au 14 idem : « Ce malade est mort d'une fièvre
» maligne, et suffoqué par d'énormes parotides ».

Au 24 de juillet : « Ce malade est mort d'un
» sphacèle de la face, provenant d'une diathèse
» scorbutique ».

Au 30 idem : « Ce malade est mort d'un spasme
» et de convulsions : on trouva vers la base du
» crâne une once de sang extravasé ».

Au 16 septembre : « Ce malade est mort con-
» vulse dans le tétanos; ce qui provenoit d'une
» commotion de l'épine du dos ».

Au 29 idem : « Une fièvre rémittente pernicieuse
» succéda à la fièvre maligne : le malade mourut
» au milieu d'un paroxysme accompagné de con-
» vulsions ».

Au 10 novembre : « Ce malade est mort asth-

» matique : il avoit au cœur une dilatation.
» vrismale avec des concrétions polypeuses ca
» tilagineuses ».

Au 29 décembre : « Ce malade est mort d'un
» asthme sec, convulsif : on lui trouva les poumons
» squirreux ».

En 1772, le nombre des malades
reçus fut de 1305
   Celui des morts, de 79
   Celui des fièvres malignes sans efflorescences,
de 352
   Avec pétéchies, de 27
   Avec millet blanc, de 8
                               —
   Total 387
Nombre de ceux qui en moururent . 33

Le rapport de tous les morts à tous
les malades, fut à peu près comme . $1 : 16\frac{1}{7}$
   Celui des fièvres malignes à toutes
les maladies, à peu près comme . . $1 : 3\frac{1}{7}$
   Celui des morts de la fièvre maligne
aux malades qui en furent attaqués ;
comme . . . . $1 : 11\frac{1}{11}$
   Celui de ces mêmes morts à tous les
morts en général, à peu près comme . $1 : 2\frac{4}{11}$
   Depuis le commencement de l'année jusqu'à la
fin, presque tous ceux qui moururent périrent de
la fièvre maligne. Ce fut du commencement de
mai à la fin d'octobre qu'il y eut le plus de ma-

ladies, et dans les mois de novembre et de décembre qu'il y en eut le moins. Le fort de l'hiver et tout le printemps furent très-funestes : l'été le fut moins ; l'automne bien moins encore.

En 1773, le nombre des malades reçus fut de 1176

 Celui des morts, de 63

 Celui des fièvres malignes sans efflorescences, de 109

  Avec pétéchies, de 5

  Avec millet blanc, de 1

 Total 115

 Il en mourut 13

Le rapport de tous les morts à tous les malades reçus, fut comme . . . $1 : 18\frac{1}{3}$

 Celui des fièvres malignes à tous les malades en général, à peu près comme . $1 : 10\frac{2}{3}$

 Celui des morts de cette maladie aux malades qui en furent attaqués, comme . . . . $1 : 8\frac{12}{13}$

Il y eut autant de malades l'été que le printemps, mais la mortalité fut différente. Elle fut très-considérable au printemps, et due en grande partie aux maladies aiguës : elle le fut moins l'automne, moins encore l'été. L'hiver fut très-salubre.

On lit ce qui suit au 9 de septembre : « Après » avoir surmonté deux fois une fièvre d'abord » aiguë et ensuite rémittente, ce malade mourut

» subitement : on lui trouva le cœur très-flasque
» et une petite portion de l'estomac sphacélée.

Au 10 d'octobre : « Ce malade mourut dans le
» marasme et avec un ictère noir : on trouva le mé-
» sentère squirreux, et ses glandes presque cartila-
» gineuses; la vésicule du fiel étoit pleine de calculs».

En 1774, le nombre des malades
reçus fut de 992
　Celui des morts, de 58
　Celui des fièvres malignes sans efflorescences,
de 65
　　Avec pétéchies, de 8
　　Avec millet blanc, de 3
　　　　　　　　　　　　　　　　　　────
　Total 76

Nombre de ceux qui en moururent . 11

Le rapport de tous les morts à tous
les malades reçus, fut comme . . . $1 : 17\frac{3}{19}$
　Celui des fièvres malignes à toutes les
maladies, comme . . . . $1 : 13\frac{1}{19}$
　Celui des morts de cette maladie aux
malades qui en furent attaqués, comme. $1 : 6\frac{10}{11}$
　Celui de ces mêmes morts à tous les
morts en général, comme . . . . . $1 : 5\frac{4}{11}$

Les maladies furent plus nombreuses et plus funestes au printemps; très-peu nombreuses mais
aussi funestes en été; plus nombreuses en automne
qu'en été, mais moins souvent funestes : l'hiver
fut salubre.

Au 21 février, on lit ce qui suit : « Ce malade
» mourut d'un asthme convulsif, ayant eu la co-
» lique des peintres ».

En 1775, le nombre des malades reçus
fut de   1206
Celui des morts de   63

Le rapport de tous les morts à tous les
malades reçus, fut comme. . . . . . 1 : 19 $\frac{2}{9}$

Le registre ne dit point combien il y eut dans
cette année de fièvres malignes, ni le nombre de
ceux qui en moururent.

Depuis le commencement de mai jusqu'à la fin
de septembre, les maladies, quoique nombreuses,
ne furent pas très-funestes. Vers le milieu de l'automne, pendant l'hiver et au commencement du
printemps, il y en eut moins, mais la mortalité
fut plus considérable.

Si on compare le nombre total des morts pendant ces quatorze années avec celui des malades
qui ont été reçus dans le même temps, on trouvera que la proportion moyenne entre les
premiers et les derniers est à peu près
comme . . . . 1 : 14 $\frac{3}{7}$

La proportion moyenne entre les morts
de la fièvre maligne pendant douze ans
et ceux qui en ont été attaqués dans le
même temps est à peu près comme . . . 1 : 7 $\frac{1}{10}$

La proportion moyenne entre les morts

de fièvre maligne pendant douze ans , et tous les morts en général dans le même temps , est à peu près comme . . . . . 1 : 2 $\frac{19}{10}$

Sur deux cent soixante-dix malades qui périrent de la fièvre maligne, dix-neuf moururent ayant des parotides, et chez cinq autres les parotides rentrèrent avant la mort.

Sur deux cent quatre-vingt-dix-huit malades, vingt-un attaqués de la fièvre maligne périrent de sphacèle au coccix.

Le registre parle souvent d'asthme devenu mortel , provenant d'hydropisie du thorax et du péricarde.

On y trouve noté avec soin que beaucoup de bossus ont péri de phthisie , de péripneumonie, d'asthme , d'hydropisie de poitrine.

On y trouve aussi constamment que beaucoup de phthisiques , et la plupart des hydropiques, particulièrement ceux dont l'eau étoit amassée dans la poitrine , avoient succombé plutôt au printemps que dans aucune autre saison de l'année.

J'y ai même vu souvent ajoutée la manière dont les fièvres malignes avoient fait périr les malades. Ils mouroient « convulses, phrénétiques, par une » apoplexie qui survenoit, par une congestion à la » tête qui produisoit l'hémiplégie, avec une paro- » tide , suffoqués par d'énormes parotides, par la » rentrée d'une parotide, par une gangrène interne » des parotides, par une métastase sur les pou-

» mons, par un dépôt sur le bas - ventre, par
» le sphacèle du siége, par la gangrène des endroits
» où étoient les vésicatoires ».

Une observation constante et ces registres nous apprennent également que certains temps de l'année sont plus meurtriers que d'autres. Ainsi le printemps l'est ordinairement plus qu'aucune autre saison de l'année. L'hiver l'est moins que le printemps; mais la différence n'est pas considérable. Ces deux saisons sont mortelles pour ceux qui sont attaqués de maladies anciennes, pour les phthisiques, les hydropiques, etc. Mais le printemps est aussi la saison des maladies aiguës ; en sorte que la mort moissonne dans le même temps des malades de maladies chroniques, et des malades de maladies aiguës. Ainsi le rapport du printemps aux autres saisons est bien différent chez nous de ce qu'on le trouve dans Hippocrate, qui assure (livre 3, aphor. 6) que le printemps est la plus salubre de toutes les saisons de l'année, et la moins funeste aux malades.

Ces observations s'accordent avec celles faites par d'autres, et principalement par Süfsmilch. Mais on établira un autre ordre pour les saisons, si on considère, non pas la mortalité, mais le nombre des maladies qui ont lieu pendant chacune d'elles. L'été qui en produit un très-grand nombre, mais qui ordinairement sont rarement mortelles, tiendra le premier rang. Ensuite viendra l'automne. Le printemps en compte presque toujours moins que l'automne, et l'hiver infiniment peu.

Mais je parle ici de ce qui a lieu communément : car les ouvrages des médecins fournissent de nombreuses preuves qu'il existe quelquefois des constitutions irrégulières, et en quelque sorte monstrueuses.

Fin de la première partie.